Shia Green

Relajación

PARA GENTE MUY OCUPADA

Guía práctica

Técnicas sencillas de relajación
para el bienestar personal

OCEANO AMBAR

2ª edición, julio 2006

Relajación para gente muy ocupada

Cubierta: P&M
Ilustraciones interiores: Ricard Magrané, Carles Baró

GRUPO OCÉANO
Milanesat, 21-23 – 08017 Barcelona
Tel.: 93 280 20 20* – Fax: 93 203 17 91
www.oceano.com

ISBN-13: 978-84-7556-060-1
ISBN-10: 84-7556-060-1
Depósito Legal: B-46101-XLIII
Impreso en España - *Printed in Spain*

9000471020706

Índice

Introducción

La relajación consiste en una serie de prácticas sencillas en la vida diaria, tales como llevar una dieta saludable, practicar ejercicios suaves y dormir de forma adecuada. La verdadera relajación sólo se alcanza cuando aprendemos a enfrentarnos a los acontecimientos de la vida, restaurando el equilibrio entre el cuerpo y la mente. Sólo entonces podemos integrar la relajación en nuestra vida.

Generalmente, las personas tendemos a buscar un remedio rápido, sencillo y placentero, como fumar un cigarrillo, tomar una copa o ingerir un delicioso postre. También, dependiendo del nivel económico y la disponibilidad de tiempo libre, podemos disfrutar de todo un día de compras, un fin de semana en la montaña o dos semanas en el Caribe. Aunque esto es agradable no siempre es posible y, además, no es suficiente. La relajación es mucho más que leer un libro o ver la televisión.

La relajación es un método curativo, un remedio para paliar los efectos del estrés y los desequilibrios del cuerpo o de la mente. Centrando la atención en nuestro interior, podemos tranquilizarnos y así sintonizar con los ritmos de nuestro cuerpo. Si aprendemos a relajarnos a través de una serie de ejercicios en los momentos de máxima tensión, no necesitaremos acudir a remedios no naturales tales como el alcohol, el tabaco, los sedantes y las drogas, que además de ser adictivos y nocivos para la salud, resultan eficaces sólo durante cierto tiempo.

En la actualidad existe un gran número de métodos para superar las tensiones y este libro pretende mostrarlos de forma amena, para que todas aquellas personas muy ocupadas encuentren ese momento de tranquilidad que llenará todo el día.

La relajación es una actividad natural propia de los seres humanos, pero también de los animales: sólo tenemos que observar como un perro bosteza y se tumba boca arriba con las patas dobladas, o como un gato estira sus patas o arquea el lomo.

Las técnicas de relajación tienen un efecto instantáneo. Tan pronto se empiezan a practicar, la persona advierte cuáles son las zonas del cuerpo sometidas a la tensión y al dolor. Aunque la tensión pueda estar oculta, en realidad puede invadir el cuerpo tarde o temprano y afectar al estado general, al bienestar y al rendimiento. Y es que un cuerpo tenso es mucho menos eficiente que un cuerpo mínimamente relajado.

Las técnicas de este libro le ayudarán a aliviar dolores localizados aportando unos claros efectos estimulantes principalmente en el cuerpo y en la mente, a través del sistema linfático y de la circulación, pero también a través del sistema nervioso, del digestivo o de los músculos y de la piel. Además, estas técnicas también le enseñarán a vaciar la mente y así afrontar los retos de cada día.

Una terapia para el bienestar

¿Para quién están indicadas las técnicas de relajación?

La relajación está indicada para todas las personas en general y, en especial las que están muy ocupadas, pues todas ellas necesitan recuperar la tranquilidad y el bienestar de forma periódica. Todo esfuerzo físico o mental continuado provoca un estado general de agotamiento y necesita de un proceso de recuperación para restablecer el equilibrio psicosomático. Por ello, después de llevar a cabo cualquier actividad psíquica o física, es preciso continuar con un período de reposo.

Las técnicas de relajación le permitirán descansar el esfuerzo mental y equilibrar la actividad muscular, consiguiendo así una sensación de bienestar y que su cuerpo se mantenga despierto, sereno y más receptivo.

Por otra parte, estas técnicas están especialmente indicadas para las personas que tienen riesgo de padecer úlceras de estomago, enfermedades cardíacas, enfermedades nerviosas o alteraciones respiratorias, entre muchas otras.

Un poco de historia

La relajación, como terapia para calmar las tensiones físicas y alcanzar un bienestar tanto psíquico como corporal, se practica desde hace miles de años.

Numerosas culturas y religiones han utilizado las técnicas de relajación como una forma de meditación vinculada a determinados aspectos religiosos o profanos.

Aunque la relajación engloba diferentes sistemas relajantes, tiene su origen en los principios de la filosofía budista. Según el budismo, para liberar nuestra vida del dolor y del sufrimiento, debemos unir la energía o espíritu individual con la energía o espíritu universal, mediante la práctica del Yoga.

De forma similar, el Feng Shui busca la armonía del individuo con la energía universal, denominada *qi*, mediante la disposición equilibrada de nuestros hogares. Según este antiguo arte chino, cada parte de la casa representa una parte de nuestras vidas y, por ello, estimulando o calmando el *qi* de una zona podemos lograr una armonía perfecta. Asimismo, según la medicina china, el bienestar físico y espiritual está íntimamente ligado al equilibrio de la energía qi del cuerpo.

Existen numerosos sistemas, tales como el Yoga o el Tai-Chi, que mejoran la salud corporal y afectan de forma positiva al sistema nervioso. Estas técnicas orientales eran, en su mayoría, enseñadas a través de la familia y solamente durante los últimos siglos fueron recogidas y ordenadas para obtener una metodología eficaz y moderna.

En la actualidad, aparte de estos métodos ancestrales, existe un gran número de técnicas de relajación, cada una con su especial aportación, así como técnicas psicosomáticas, tales como la hidroterapia, la relajación dinámica, la autorrelajación, etcétera.

El estrés, la palabra prohibida

Todos sufrimos estrés en mayor o menor grado. De hecho, nuestra reacción física ante el estrés surgió hace miles de años, y a pesar de que el contexto ha cambiado, nuestra respuesta sigue siendo la misma.

En la Antigüedad, como respuesta a los peligros que el ser humano advertía, se producían grandes cantidades de epinefrina (también conocida como adrenalina), con lo cual se desencadenaba la respuesta denominada «reacción de lucha o huida» (*Fight or Flight*). Para los seres humanos primitivos era una respuesta esencial para enfrentarse a los animales salvajes. Esta gran cantidad de adrenalina era después quemada y el cuerpo se estabilizaba hasta alcanzar otra vez un estado de calma.

En la vida moderna tendemos a experimentar el estrés bajo unas condiciones menos enérgicas, de forma que cuando estamos ultimando un negocio o mudándonos, somos incapaces de combatir nuestro estrés con la reacción de lucha o huida y la adrenalina continúa produciéndose en nuestro cuerpo. Todas nuestras preocupaciones personales, laborales, familiares, sentimentales, económicas, etcétera, y también los problemas que nos rodean (guerras, conflictos, muertes), hacen que nuestra salud y nuestro estado de ánimo estén sometidos a una gran presión y puedan ver-

La «reacción de **lucha o huida**»

La llamada «reacción de lucha o huida» (*Fight or Flight*) es una compleja reacción en cadena que afecta a nuestro organismo. Todos aquellos órganos del cuerpo que no tienen ninguna función de apoyo a esta respuesta (como el aparato digestivo) se inhiben. Es entonces cuando aumenta la presión sanguínea, se acelera el corazón, se incrementa la frecuencia respiratoria y el consumo de oxígeno. La sangre riega el cerebro y los músculos esqueléticos para así favorecer tanto la rapidez mental como la física, provocando un estado de alerta y de atención.

se perjudicados. Así, se sabe que las enfermedades cardiovasculares, los trastornos respiratorios, las afecciones como la artritis o el cáncer y la depresión, suelen estar directamente relacionadas con el estrés.

Aún así, no hay que ser alarmistas. El estrés es un estado de excitación gracias al cual podemos responder a los retos de forma espontánea. Las personas ocupadas desarrollan un alto sentido de la curiosidad, así como una capacidad de adaptarse a nuevas situaciones. Es decir, un estrés suave o poco intenso permite reaccionar con rapidez y eficacia, estimulando la capacidad de atención.

Sólo cuando estas circunstancias estresantes parecen imposibles de controlar y, se repiten durante mucho tiempo, pueden surgir los verdaderos problemas. El punto en el que el estrés deja de ser positivo y afecta al bienestar es diferente para cada persona. Debe tenerse en cuenta que, generalmente, no son los acontecimientos externos los que provocan una saturación y como consecuencia el estrés, sino la forma de enfrentarnos a ellos.

Ya sea por falta de sueño, por falta de días de descanso, por una duración excesiva de la jornada laboral o por unos hábitos alimenticios inadecuados, entre otras causas, los síntomas del estrés pueden aparecer, bien en solitario o bien en diversas combinaciones. Aunque los síntomas del estrés son múltiples y muy variados, se pueden dividir en físicos, mentales y de conducta. Estos

El hipotálamo

El estrés, como estado de excitación, produce una estimulación del hipotálamo, un órgano situado en la parte inferior del cerebro que es el encargado de controlar, de forma automática, todas las funciones fisiológicas de nuestro cuerpo. El hipotálamo activa el sistema nervioso simpático, preparando nuestro organismo para actuar ante situaciones de peligro.

Cuando estas situaciones han desaparecido se pone en funcionamiento el sistema nervioso parasimpático, responsable de que todas las funciones vuelvan a la normalidad y nos encontremos relajados.

síntomas se relacionan entre sí, de forma que, a menudo, la aparición de unos conlleva la aparición de los otros. Seguidamente mostramos algunos de los más comunes:

- Agotamiento.
- Ansiedad.
- Apatía.
- Aumento de la presión arterial.
- Aumento del ritmo cardiaco.
- Exceso de tabaco, alcohol o sedantes.
- Debilitamiento del sistema inmunitario.
- Depresión.
- Dolores de espalda, cuello y cabeza.
- Falta de concentración y memoria.
- Fatiga.
- Insomnio.
- Irritabilidad.
- Jaquecas.
- Pérdida o aumento de peso.
- Rechinar los dientes por la noche.
- Respiración entrecortada.
- Sensación de impotencia.
- Sudoración.
- Temblor de manos.
- Tensión muscular.
- Trastornos digestivos.
- Úlceras.
- Urticarias.

Lea con atención el cuadro de síntomas y reflexione. Si usted reconoce como suyos varios de estos síntomas, ha llegado el momento de tomar una decisión. Piense que si ignora los síntomas, la tensión puede empezar a aparecer de forma más evidente y nociva. Cuanto antes actúe, más pronto podrá renovar sus energías.

Siguiendo una estrategia de relajación podrá calmarse incluso en las situaciones más difíciles. Encontrar un poco de tiempo en los períodos especialmente estresantes es una medida muy efectiva para renovar toda la energía y, además, le permitirá encontrar la solución a aquellos problemas que tanto le preocupaban.

Nuestro consejo. Piense en una actividad que le haga sentir relajado y que además le resulte agradable, ya sea tomar un baño caliente, leer ese libro o ver esa película que tenía aparcada desde hace tanto tiempo, tomar el sol en la piscina o pintar un cuadro, por ejemplo. Cuando se encuentre bajo una tensión excesiva, dedique un poco de tiempo a su actividad preferida, aunque quizás en un principio no le apetezca. Su mente asocia el ocio con el descanso, con el esparcimiento, y en breve se sentirá sosegado.

Por otra parte, anotar todos esos momentos de tensión excesiva puede ayudarle a identificar las causas de los mismos, de forma que podrá establecer cambios que le ayudarán a sentirse mejor cada día y aprovechar las ventajas de una vida activa, sin sufrir las consecuencias.

Adoptar un sistema de vida equilibrado

Para conseguir un equilibrio anímico de forma real y duradera es necesario cuidar la parte física, mental, emocional y espiritual, así como la nutrición y todo aquello que nos rodea y afecta. La fórmula más directa para combatir el agotamiento es lograr un descanso reparador, ya sea mediante la relajación, durmiendo o variando de actividad.

Conseguir un sueño profundo y restaurador debería bastar para restablecer la energía y estar cada mañana en plena forma y lleno de vitalidad. No obstante, esto no suele ser tan fácil. La misma tensión no permite que la mente y el cuerpo superen por la noche los desequilibrios psicosomáticos de la actividad diaria.

¿Cuánto tiempo necesitamos dormir? El tiempo que dedicamos a dormir nos es necesario para continuar viviendo, pues el organismo debe recuperarse del desgaste producido por la vida diurna y reponer las células gastadas. Por tanto, dormir es necesario para mantener tanto el equilibrio físico como el psíquico. La mayoría de las personas duermen durante toda su vida un promedio de veinte años, aunque el tiempo que se dedica a dormir va decreciendo de forma progresiva conforme pasan los años. En promedio, un adulto necesita dormir de seis horas y media a ocho horas y media diarias.

¿Le cuesta levantarse por las mañanas? Al despertarnos, para no empezar el día sobresaltado por el sonido del despertador, irritados y, con toda probabilidad, con el cuerpo ya tenso, deberíamos intentar despertarnos suavemente de forma natural, cuando nuestro organismo haya concluido su ciclo. Para ello, aconsejamos recurrir a medios menos traumáticos que el despertador. Un método sencillo y muy eficaz es mantener en nuestra mente, momentos antes de conciliar el sueño, el deseo de despertar a una hora determinada. No espere que funcione el primer día, pero en breve conseguiremos, además, dos objetivos: despertar de forma natural a la hora deseada y, además, recordar lo soñado.

Por otra parte, un método para desconectar nuestra mente del trabajo o de aquello que nos agota es comenzar una nueva actividad, centrando toda nuestra atención en ésta. Basta practicar algún deporte o realizar alguna actividad que nos guste. El ejercicio regular puede ayudarnos a mantener el bienestar. Para beneficiarnos de las ventajas del ejercicio no es preciso someter a nuestro cuerpo a un duro y rígido entrenamiento, sino que solamente caminar diez minutos al día puede mejorar nuestro estado físico.

Durante estos diez minutos no sólo ejercitaremos los músculos, pues también estaremos dedicándonos un pequeño tiempo para abstraernos del trabajo diario. Además, la respiración se volverá profunda y más rítmica, masajeando nuestros pulmones y diafragma, y permitiendo liberar el estrés acumulado. Aún así, la dificultad, en la mayoría de los casos, de olvidar los problemas, tampoco nos permite un descanso real.

Por ello, la relajación, tanto muscular como psicológica, es el remedio más eficaz para liberarnos de todas las tensiones y preocupaciones acumuladas. Hemos de pensar que descansar es una necesidad de nuestro organismo. El descanso debe aportar la proporción de actividad y reposo necesarios para que no se produzcan desequilibrios estresantes o para que no aparezcan las enfermedades psicosomáticas. Estas enfermedades tienen su origen en las conexiones que existen entre la actividad psíquica (sobre todo la emocional) y nuestro cuerpo. Son provocadas por factores emotivos, pudiendo provocar úlceras, trastornos intestinales, asma, obesidad o delgadez, dolores y rigidez de las articulaciones.

Otro elemento básico para el bienestar es adoptar una dieta equilibrada. Nuestro aspecto físico y nuestro estado anímico es un reflejo de nuestra dieta. Al fin y al cabo, somos lo que comemos. Si nuestra alimentación no se compone de los alimentos nutritivos necesarios, no obtendremos la suficiente energía para desarrollar de una forma eficaz nuestras tareas y no desarrollaremos al completo nuestras capacidades. De otro modo, si aportamos al cuerpo todas las vitaminas, minerales, fibra, proteínas y energía que necesita, tendremos mejor aspecto y más energía.

Sin embargo, cuando el trabajo o las obligaciones nos sobrepasan, es común acudir a la comida rápida que, de forma general, carece de valor nutricional. Para adoptar una dieta óptima, podemos intentar seguir el antiguo dicho que afirma que lo mejor es desayunar como un rey, comer como un príncipe y cenar como un mendigo. Aunque implique despertarnos un cuarto de hora antes, el desayuno es la comida más importante del día, pues ayuda a elevar los niveles de azúcar en la sangre y, de este modo, estimular con rapidez el metabolismo. No desayunar, o hacerlo frugalmente, provoca a menudo una falta de concentración e irritabilidad, empezando así el día con una fuerte tensión.

Por su parte, la comida debe ser más abundante que la cena. Al mediodía, el organismo transformará lo que comamos en la energía necesaria para continuar toda la tarde. Los expertos en nutrición aseguran que durante la comida se deben evitar los alimentos demasiado grasos tales como las frituras, los pasteles o los dulces, pues pueden provocar pereza y sueño mucho antes que nuestro metabolismo produzca de forma natural menos energía al final del día.

Por último, la cena ha de ser lo más ligera posible, pues el sistema digestivo a menudo puede procesar mejor pequeñas cantidades de alimentos, que una cena copiosa por la noche. No cabe olvidar que no sólo es importante la elección de alimentos, sino también la actitud con que se ingieren. Por ello, es aconsejable no comer de pie, comer despacio y masticar bien, no llevar a cabo otras tareas mientras se come, etcétera.

No olvide que debe beber líquido en abundancia, ya que de ningún modo le será perjudicial. El líquido limpiará el organismo y producirá una mayor eliminación de toxinas, además, también conseguirá una mayor fluidez de la sangre y favorecerá la oxigenación.

Podríamos resumir los principios básicos de una dieta equilibrada en unos puntos fáciles de seguir y, sobre todo, fáciles de adoptar:

- Comer fruta y verdura fresca en abundancia, por su alto contenido en vitaminas, fibra, agua y minerales.
- Ingerir pequeñas cantidades de pescado y carnes magras. Poseen un alto contenido de ácidos grasos esenciales que previenen el colesterol y las enfermedades coronarias.

- Deben formar parte de nuestra alimentación los cereales, el pan integral, el arroz integral y las legumbres.
- También deben estar presentes pequeñas cantidades de productos lácteos desnatados y yogur.
- Utilizar aceite virgen.
- Eliminar en lo posible los alimentos procesados industrialmente y empaquetados.
- Eliminar los alimentos que contengan aditivos, cafeína o condimentos fuertes.
- Reducir el consumo de azúcar y de productos azucarados, pues provocan un exceso de energía de forma inmediata.
- Reducir el consumo de sal.
- Reducir el consumo de alcohol.
- Y, sobre todo, beber como mínimo un litro y medio de agua al día.

Las personas demasiado ocupadas, las fumadoras, las que ingieren mucho alcohol o las personas vegetarianas pueden sufrir estados carenciales debidos a la falta de suficientes cantidades de vitaminas B y C. Estas vitaminas deben ser ingeridas diariamente para que se mantengan los niveles adecuados, puesto que son hidrosolubles. Es decir, las cantidades excedentes no se almacenan, sino que son excretadas.

La vitamina B es esencial para mantener en buen estado al sistema nervioso y mantener equilibrado el estado mental. Una carencia de vitamina B puede provocar falta de concentración, fatiga, debilidad, irritabilidad, insomnio, pérdida del apetito, úlceras, depresión, dificultades respiratorias o desarreglos nerviosos, entre otras consecuencias. Aunque pueden encontrarse en complejos vitamínicos, las fuentes naturales de vitamina B son la leche, el queso, la carne, el pescado y el marisco, los huevos, las hortalizas de hoja verde, el arroz o el trigo integrales, los melocotones y albaricoques, las semillas de calabaza, los brotes de soja y la levadura de cerveza.

La vitamina C ayuda a combatir ciertas infecciones, mejora la producción hormonal de la glándula suprarrenal, protege a nuestro organismo de la oxidación y ayuda a normalizar el nivel de azúcar en la sangre. Su carencia provoca dolor en las articulaciones, fatiga, irritabilidad y encías sangrantes. Podemos encontrar esta vitamina en las naranjas y frutos agrios, así como en las fresas, los tomates, la leche, las hortalizas de hoja verde y las patatas.

Algunos de los efectos habituales del estrés, como la hipertensión, la fatiga o la sequedad de boca, entre otros, pueden tener su origen en una carencia de vitamina E. Ya sea mediante suplementos vitamínicos o a través de alimentos ricos en ella, la vitamina E previene las enfermedades cardíacas, pues mejora la oxigenación de las células del organismo. Además, ayuda a contrarrestar los excesos de grasas saturadas y las consecuencias de la contaminación. Podemos encontrarla en los bróculis, las hortalizas verdes, los huevos, los cereales integrales, las semillas de girasol o de calabaza, el germen de trigo y los aceites vegetales.

Por último, para combatir el estrés es necesario mantener una cantidad adecuada de magnesio (el mineral antiestrés, pues es esencial para el buen funcionamiento del sistema nervioso), de zinc (en estados de tensión es consumido rápidamente) y de calcio (alivia el insomnio y beneficia al sistema nervioso).

Tomar una infusión de manzanilla o valeriana y reducir el consumo de cafeína nos ayudará a dormir mejor, mientras que tomar ginseng nos ayudará a combatir la fatiga. Para relajarse, también conviene tomar tés tranquilizantes por sus virtudes sedantes, aunque no té negro, pues tiene propiedades más bien estimulantes. Combinados con las técnicas de relajación, ciertos tés pueden proporcionar un gran alivio.

Reducir la cafeína. Productos habituales como el café, el cacao y los refrescos de cola contienen cafeína. Esta sustancia es un estimulante y como tal influye en la circulación de la sangre, en el corazón y en los riñones. Muchas personas empiezan el día con una taza de café, pues produce una exaltación del estado de ánimo de forma inmediata y la sensación de estar menos cansado. Tomar una taza de café de vez en cuando no es perjudicial, pero cabe tener en cuenta que la cafeína en exceso produce adicción, por lo que al dejar de tomarla se puede experimentar ansiedad y los síntomas propios del síndrome de abstinencia.

Le aconsejamos sustituir el café por otras bebidas más relajantes y sanas como las infusiones de hierbas, sucedáneos del café, zumos naturales o agua.

99 métodos para alcanzar una relajación plena

La relajación consciente radica en aprender a liberar tanto la mente como el cuerpo de las tensiones y estímulos externos, no sólo a través de una serie de ejercicios o métodos disciplinados, sino también mediante ciertas prácticas y actitudes que podemos aplicar a todos los ámbitos de nuestra propia vida. Sin embargo, es conveniente recordar que, para obtener un bienestar generalizado, no debe olvidarse ningún aspecto de nuestro propio ser a favor de otros. Por otra parte, la forma de alcanzar un estado de relajación generalizado y real será una u otra, dependiendo de cada individuo, así como del ciclo vital en el que se encuentre o de su estado de ánimo.

Relajación día a día

Los que mostramos ahora, son métodos sencillos de aplicar. Todos ellos son elementos imprescindibles que hemos de tener en consideración para que, día a día, no perjudiquemos tanto nuestra salud mental como física y así, poco a poco, realicemos pequeños progresos que nos conducirán a una vida más relajada.

1. Aprender a respirar de forma adecuada. Para alcanzar un estado de relajación corporal y mental, debemos lograr un equilibrio entre el oxígeno y el anhídrido carbónico. Este equilibrio es posible obtenerlo realizando una respiración rítmica con el diafragma, de forma que los pulmones se llenen adecuadamente de aire. Para ello, se puede realizar una serie de ejercicios, algunos dinámicos (empleados para liberar las tensiones), mientras que otros tendrán unos efectos tranquilizantes.

2. El sueño, el descanso reparador. La fórmula más directa para combatir la tensión corporal y mental es lograr un descanso reparador, aunque esto no siempre se consigue durmiendo bien toda una noche, ya que la misma tensión no permite muchas veces que la mente y el cuerpo superen durante este tiempo los desequilibrios psicosomáticos de la actividad diaria.

3. Establecer períodos de descanso. Descansar es una necesidad de nuestro organismo. Ante estados de estrés o de mucho trabajo, es necesario realizar pausas de entre 15 a 20 minutos cada 2 horas, aunque si la situación no lo permite, se pueden ejercitar las llamadas micropausas, que consisten en pequeños descansos de 10 a 60 segundos de duración. Para ello, bastará cerrar los ojos y concentrarse en pensamientos neutros o bien observar atentamente todo aquello que nos rodea, abstrayéndonos de cualquier pensamiento relacionado con la situación que nos producía tensión y manteniendo siempre una respiración adecuada.

4. Descansar la vista. Un método sencillo para combatir la fatiga que nos puede producir estar mirando durante demasiado tiempo un punto fijo, como un largo viaje en carretera, varias horas frente al ordenador, etcétera, es cambiar el punto focal.

5. Pequeños placeres. Generalmente, las personas tendemos a buscar un remedio rápido, sencillo y placentero, como podría ser fumar un cigarrillo, tomar una copa o ingerir un delicioso postre.

Sin embargo, aunque estos pequeños placeres resultan agradables, no aportarán más que una sensación de bienestar momentánea, sin solucionar el verdadero problema que causa la tensión o el estrés.

6. Adoptar una dieta equilibrada. Otro elemento básico para el bienestar es adoptar una dieta equilibrada y variada, que garantizará un completo funcionamiento tanto del cuerpo como de la mente. Si aportamos al cuerpo todas las vitaminas, minerales, fibra, proteínas y energía que necesita, obtendremos un aspecto más saludable y más energía para llevar a cabo nuestras tareas cotidianas.

7. Vitaminas y minerales contra el estrés. Las personas demasiado ocupadas tienen más riesgo de sufrir carencias de ciertas vitaminas, como la B, C y E. Si los alimentos que ingerimos no proporcionan los elementos nutritivos necesarios, disminuirá la energía que, por otra parte, necesitamos para desarrollar al máximo nuestras capacidades. Además de la alimentación, podemos suplir esta falta con complejos vitamínicos.

8. La actitud ante la comida. Sin embargo, no sólo es importante el tipo de alimentación, sino también la actitud que tomamos ante ésta, la forma en que la ingerimos. Es decir, se debe disponer de tiempo para comer despacio, permaneciendo sentados, etcétera.

9. Infusiones y zumos naturales para relajarse. Existen un gran número de infusiones de hierbas y flores que relajan el organismo, favorecen el sueño y ayudan a conseguir un descanso reparador. Por ello, constituyen un complemento excelente para acompañar cualquier método de relajación.

10. Reducir el consumo de cafeína y de otras sustancias estimulantes. Las sustancias químicas que contienen algunas bebidas y alimentos pueden contribuir a aumentar el estrés. De este modo, la cafeína es un estimulante que, en exceso, puede llegar a provocar nerviosismo, irritabilidad y trastornos del sueño, además de producir adicción. Así pues, es aconsejable reducir tanto el café como el té, los refrescos de cola, las bebidas gaseosas o el cacao.

11. Reducir el consumo de sustancias nocivas para el organismo. Otros causantes del estrés son la nicotina y el alcohol. La nicotina de los cigarrillos estimula las glándulas suprarrenales y eleva la tensión, mientras que las bebidas alcohólicas, consumidas en exceso, provocan depresión, dañan el hígado e impiden el correcto funcionamiento de las funciones sensoriales y cerebrales.

Por ello, para evitar el estrés negativo y adquirir una mayor relajación día a día se deberían abandonar estos hábitos, a pesar de que eso pueda implicar un cambio drástico en nuestra forma de vida.

12. No automedicarse. Ciertos fármacos pueden ser muy peligrosos administrados de forma incorrecta o sin prescripción médica, convirtiéndose entonces en drogas. Así, los tranquilizantes, los antidepresivos y las píldoras para dormir crean adicción en dosis elevadas, provocando también una pérdida de contacto con las emociones reales, perjudicando la capacidad de reflexionar, como la de actuar y la de comportarse con normalidad.

13. Hacer ejercicio con regularidad. El ejercicio regular puede ayudarnos a mantener no sólo el bienestar corporal, pues permite eliminar la tensión acumulada y estimular los órganos vitales, sino también el bienestar mental, ya que dedicaremos un cierto tiempo a abstraernos de las preocupaciones. Aún así, la dificultad de olvidar los problemas, en la mayoría de los casos, tampoco nos permite una relajación verdadera.

14. Actividades relajantes. Piense en una actividad que le haga sentir relajado y que, además, le resulte agradable, ya sea tomar un baño caliente, leer un libro, ver una película, tomar el sol en la piscina o pintar un cuadro. La mente asocia el ocio con el descanso y el entretenimiento, por lo que ayuda a sentirse calmado y relajado.

15. Evitar las malas posturas. Adoptar una postura correcta es esencial. Si la caja torácica está contraída y cóncava, la respiración se llevará a cabo en la parte superior del tórax, empleándose sólo una cuarta parte de la capacidad pulmonar. Esto fatiga el corazón, pues éste ha de bombear más sangre para obtener la misma cantidad de oxígeno, aumentando, de este modo, la presión sanguínea.

16. Organizar el tiempo. Organizar el tiempo es una forma eficaz de controlar nuestra propia vida y prevenir posibles estados de estrés. Para ello, se debe dedicar un tiempo adecuado y preciso a cada una de nuestras actividades, estableciendo un orden de prioridad para cada una. De esta forma, se obtendrá un ritmo adecuado, disponiendo de tiempo para corregir las equivocaciones y, además, prever los posibles problemas.

17. Modificar el horario. Ante ciertas situaciones estresantes que pueden suceder cada día, tales como las aglomeraciones en el transporte público o los atascos de circulación, es aconsejable efectuar una pequeña modificación en el horario, de forma que se puedan evitar las mismas. Levantarse diez minutos antes puede ser una solución muy sencilla pero efectiva.

18. Planificar el trabajo. La falta de una organización eficaz y de una planificación son las causas más importantes del estrés laboral. Para prevenirlo, se debe establecer una planificación del horario para tener un mayor control de la situación, aunque dejando en todo momento un espacio para los posibles imprevistos.

19. Realizar pausas en el trabajo. Para no aumentar nuestros niveles de ansiedad y tensión, es necesario efectuar una pausa de 5 minutos cada hora y otra de 20 minutos cada 3 horas. Estas pausas además de relajar la mente, pueden servir para realizar estiramientos y así descargar las tensiones del cuerpo.

20. Afrontar los desafíos en el trabajo. Un ascenso o un aumento de trabajo pueden resultar muy gratificantes, pero también pueden convertirse en un motivo de estrés, agotamiento, angustia y una sensación de incapacidad para enfrentarse a los imprevistos. Por ello, se deben planificar los horarios y poner límite a las exigencias que no se puedan cumplir, siempre permitiéndonos una pausa para descansar.

21. Satisfacción laboral. La satisfacción laboral es esencial para no padecer angustia o los efectos negativos del estrés.

Aunque no podemos controlar todas las influencias externas que nos afectan, un cambio de actitud puede tener en muchas ocasiones ventajas sorprendentes, ya sea prestando más interés, fijando los propios objetivos a largo y a corto plazo, siendo más flexible, etcétera.

22. Relajarse con los animales de compañía. Cuidar y acariciar un perro, un gato u otro animal de compañía puede reducir el estrés y fomentar la relajación.

23. Los efectos de la naturaleza. Pasear por la naturaleza, disfrutando del aire libre y observando todo aquello que nos rodea, o bien emplear parte de nuestro tiempo dedicado al cuidado de las plantas o el jardín, nos ayudará a eliminar las tensiones, proporcionando una gran sensación de bienestar y de relajación.

24. Escuchar música. Una música suave y tranquila nos puede resultar de gran ayuda para obtener una relajación más profunda y beneficiosa.

Relajar el Yo

La mente y el cuerpo forman una sola unidad, por lo que la relajación no sólo debería ser física, sino también mental y emocional, pues unas veces necesitamos renovar nuestras energías físicas, mientras que otras necesitamos sosegar la mente y nuestras emociones.

Esto no es concepto nuevo: se basa en los ideales del bienestar integral de la antigua Grecia.

25. Mantener una actitud positiva. Los pensamientos ejercen un efecto sobre todo lo que nos rodea, pudiendo aumentar de forma desproporcionada los problemas o ayudándonos a buscar las soluciones a los mismos. Por ello, tener una actitud positiva nos ayudará tanto a aceptar la realidad de una situación, como a poder afrontar después todo posible imprevisto o dificultad sin por ello padecer tensiones o angustias.

26. Mantener o incrementar el sentido del humor. Con un ejercicio tan sencillo como reír, ponemos en acción numerosos músculos de nuestro cuerpo, liberando, además, las tensiones y preocupaciones acumuladas. Por ello, reírse con ganas durante un espacio de tiempo resulta muy beneficioso y relajante.

27. Aprender a conocerse a uno mismo. Para alcanzar un equilibrio y una satisfacción en la vida, es preciso aceptarse y comprenderse a uno mismo, sin pretender conseguir metas inalcanzables, ni actuar de un modo que no corresponde con nuestra verdadera personalidad.

Debemos poner en tela de juicio todos los supuestos y opiniones que tenemos sobre nosotros mismos. Así, podremos reunir el valor y la voluntad necesarias para llevar a cabo los cambios deseados.

28. Aprender a valorarse. Aprendiendo a valorarnos y a tener confianza en nosotros mismos, podremos sentir que tenemos el control de nuestros propios actos y de nuestro destino.

De otro modo, nos puede invadir una gran sensación de miedo, ansiedad o resentimiento.

29. Efectuar cambios. Poseemos la capacidad de realizar cambios en ciertos aspectos de nuestra vida, por pequeños y externos que sean, ya sea eligiendo la forma de vestir, la manera de hablar, controlando los malos hábitos o practicando actividades deportivas de forma regular, que nos ayudarán a aumentar nuestra autoestima y a mejorar la imagen que tenemos de nosotros mismos.

30. Motivación. La verdadera motivación será analizar nuestro estado actual y barajar las posibilidades que tenemos de efectuar los cambios necesarios para alcanzar una mayor felicidad en la vida. Ser conscientes de los pequeños progresos que realizamos día a día, será sin duda nuestro mejor motor de arranque.

31. Llevar una vida satisfactoria. El factor que condiciona nuestra forma de aceptar o enfrentarnos a los cambios e imprevistos, sin sufrir angustias, tensiones o inclusos depresiones, es la satisfacción que obtenemos de nuestra propia manera de vivir. Así, será más probable que sufra estrés alguien que lleva una vida que no le satisface y que, además, no se ve capaz de cambiarla o corregirla.

32. Encontrar el momento para practicar la relajación. Afirmar que no tenemos tiempo, que nuestras ocupaciones no nos permiten ni un momento de descanso y, sobre todo, que empezaremos mañana, son ejemplos de excusas que nos damos. Todas las personas necesitan dedicar algo de tiempo a sí mismas, y pueden encontrarlo si realmente lo desean. Valorar los beneficios que nos aportarán los diferentes métodos de relajación, nos ayudará a tomar la decisión de practicar cualquiera de ellos.

33. Anticiparse a las posibles tensiones. En todos los ámbitos de nuestra vida, podemos encontrarnos con situaciones difíciles de sobrellevar, ya sean cuestiones económicas, laborales, familiares, etcétera. Tenerlas en cuenta –y analizarlas previamente– puede servirnos para comprender mejor la situación y afrontar los problemas de manera menos angustiosa y más positiva.

34. Reconocer los errores. Es preciso analizarse a uno mismo, descubriendo los aspectos positivos y los negativos de la propia personalidad para que, una vez asumidos, podamos tener en cuenta qué podemos cambiar. Así, reconocer los propios defectos y no castigarnos por ellos, logrará aumentar notablemente la propia autoestima y la seguridad en nosotros mismos. Una buena comunicación con los demás y una gran dosis de sinceridad con uno mismo podrá ayudar.

35. No fijarse metas imposibles. Uno de los motivos del estrés y de la tensión es fijarse unas metas demasiado elevadas que, además, nos sentimos en la obligación de realizar. Para alcanzar un equilibrio y una satisfacción en la vida, es preciso aceptarse y comprenderse a uno mismo, sin pretender conseguir esas metas inalcanzables, ni actuar de un modo que no corresponde con nosotros mismos.

36. Tranquilizarse. Comprender las causas o motivos que nos producen situaciones de frustración, ira, miedo o irritabilidad nos ayudará a tranquilizarnos y a superar estos estados. Un método muy eficaz para tranquilizarnos es concentrarse en cualquier objeto cercano, observándolo minuciosamente hasta que la mente quede en blanco. Tras cinco minutos, nos sentiremos más sosegados.

37. Controlar las emociones. Llorar, irritarse o perder la paciencia son emociones que en ocasiones son muy comprensibles, pero si se repiten de forma sistemática, no nos permitirán controlar la situación. Por ello, es preciso analizar nuestro comportamiento frente a los diferentes acontecimientos y, en los momentos de estrés, concedernos unos minutos parar intentar relajarnos y controlar las emociones.

38. Anotar las ansiedades. Anotar todas las situaciones que nos provocan una excesiva tensión o ansiedad, nos ayudará a analizar las causas de las mismas. De esta forma, será más fácil establecer cambios en nuestra actitud frente a los problemas.

39. Exteriorizar los sentimientos y ansiedades. No reprimir nuestros sentimientos, sino, por el contrario, exteriorizarlos, nos será de gran ayuda para liberarlos ante situaciones críticas. Para ello, podemos expresar nuestras ansiedades en un papel, escribiendo todo aquello que nos provoca ira, tensión, etcétera, o a través del arte, ya sea pintando, dibujando o tocando algún instrumento.

40. Acudir a falsos apoyos emocionales. Muchas veces, cuando nos vemos inmersos en problemas y tensiones, recurrimos a ciertos apoyos que resultan falsos, pues pasan por alto la verdadera causa del problema que nos preocupa.

Así como la ayuda de las personas cercanas es muy positiva y esencial, productos tales como las bebidas alcohólicas, las drogas o el abuso de ciertos fármacos no deben ser empleados para enfrentarse a las dificultades, para evadirse de las mismas o para pretender funcionar de forma más eficaz.

La relajación en las relaciones personales

Aunque a veces no tengamos conciencia de ello, las posturas que adoptamos, los ademanes y otros gestos transmiten una serie de mensajes a los demás. No debemos olvidar que un 70% de la comunicación que efectuamos de forma diaria es de tipo no verbal, es decir, a través de las posturas que adoptamos, los ademanes y otros gestos.

41. Transmitir confianza a través de la postura. Tanto mantener una postura erguida, con el tórax hacia fuera y la cabeza alta, como la manera de sentarnos, derechos, con los hombros relajados y las manos a lo largo del cuerpo o cruzadas sin demasiada fuerza, demostrarán seguridad y confianza en nosotros mismos.

42. Trasmitir confianza en los movimientos. Caminar con paso firme y regular mostrará a los demás que tenemos claros nuestros objetivos, y que mantenemos un ritmo para alcanzarlos.

43. Transmitir confianza con los gestos. Por otra parte, los movimientos rítmicos con las manos o con los pies denotan tanto incomodidad como impaciencia. De otro modo, gestos tales como cerrar los puños o morderse las uñas, son claros síntomas de nerviosismo o de miedo.

44. Adquirir confianza verbal. Acompañado de una expresión relajada, es aconsejable mantener un tono de voz constante, tanto en la velocidad como en el volumen, adecuando las palabras y las expresiones que utilizamos. Todo ello ejercerá una impresión adecuada en la persona que nos escucha.

45. Adquirir confianza con la mirada. Aunque nos pueda resultar difícil al principio, es recomendable mirar directamente a los ojos de nuestros interlocutores, aunque sin parecer demasiado inquisitores.

Por el contrario, bajar la vista indicará timidez y una falta de confianza en sí mismo.

46. La actitud con los demás. Para que nuestras relaciones alcancen una forma plena, debemos ser capaces de aceptar que las circunstancias cambian constantemente y saber adaptarnos a éstas, evaluando las pautas y los valores de nuevo y procurando no contaminar nuestras relaciones con nuestras propias expectativas.

47. Establecer una comunicación sincera. La franqueza y la sinceridad son dos pilares esenciales para evitar los conflictos con la pareja o con las personas más cercanas. Expresemos abiertamente nuestras necesidades e intentemos encontrar un equilibrio mutuo entre lo que estamos dispuestos a dar y lo que deseamos recibir.

La comunicación llana y la sinceridad también resultarán esenciales para obtener una vida sexual satisfactoria y relajante en la mayoría de las veces.

48. Prepararse para los momentos estresantes en la pareja. Aunque una relación de pareja puede sufrir presiones en cualquier momento, existen fases de transición o ciertas experiencias predecibles que nos obligarán a adaptar nuestra actitud o papel. Ya sea ante el matrimonio, la convivencia o la llegada de los hijos, podemos prepararnos para que nos produzcan menos tensión y estrés, tomando conciencia de todas las implicaciones que cada uno de estos cambios traerán.

49. Tener un verdadero apoyo emocional. Ante los problemas, el apoyo, la ayuda o los consejos que nos puedan proporcionar las personas más cercanas es de vital importancia. Las relaciones con la familia, los amigos y, sobre todo, la pareja, deben basarse en un intercambio equilibrado de mutua confianza y apoyo.

Crear un entorno relajante

Nuestro estado de ánimo está estrechamente ligado al entorno, por ello para que nos podamos sentir verdaderamente relajados, el entorno debería estar desprovisto –en la medida de lo posible– de todos los factores que puedan provocarnos estrés y tensiones.

A continuación apuntamos una serie de elementos que se deberían tener en cuenta para conseguir un ambiente relajante, tanto en el hogar como en el lugar de trabajo.

50. Feng Shui. El Feng Shui es un método oriental centrado en la búsqueda de la armonía entre el individuo y la energía universal que media. Esta técnica analiza la disposición de los elementos de diseño, muebles y enseres, tanto del hogar como del trabajo, para lograr una disposición del espacio que favorezca el bienestar.

51. La importancia de los colores. Aparte de nuestras preferencias personales, rodearse de elementos de ciertos colores proporcionará diferentes efectos tanto en nuestro estado de ánimo como a nivel fisiológico, pudiendo relajarnos o estimular nuestra energía.

52. La iluminación. La iluminación del lugar de trabajo o de las diferentes habitaciones de la casa debería adecuarse a las actividades que en ellas realizamos. Cabe tener en cuenta que la falta de luz natural provoca un exceso de melatonina, por lo que es recomendable utilizar una iluminación natural.

53. La ventilación. El humo del tabaco, el aire acondicionado y la calefacción provocan un exceso de iones positivos en el aire, por lo que es recomendable mantener los espacios ventilados o bien utilizar un ionizador, que mantendrá el aire fresco y cargado de iones negativos.

54. La humedad. Un adecuado nivel de humedad en el aire es básico para nuestro sistema respiratorio. Podemos regularlo con un humidificador eléctrico o simplemente colocando jarros de agua, peceras, flores o plantas.

55. Los ruidos. El factor más intenso del estrés es el ruido, de forma que sufriendo exposiciones durante largos períodos de tiempo pueden reducirse tanto la capacidad de concentración como la de aprendizaje. Por ello, es aconsejable evitar los ruidos estridentes e intentar aislar la casa de los ruidos externos, ya sea utilizando alfombras, colocando ventanas de doble vidrio o utilizando tapones para los oídos.

56. Los muebles. La elección de los muebles es muy importante, especialmente en los lugares donde vamos a descansar, por lo que es recomendable elegir con cuidado tanto la cama como el colchón. Por otra parte, debemos elegir una mesa y unas sillas que nos permitan mantener una postura adecuada, ya que esto nos ahorrará esfuerzos y tensiones físicas.

57. Reservar un espacio personal. Disfrutar de un espacio de intimidad y tranquilidad para relajarnos es esencial para todas las personas.

Este espacio puede ser limitado o extenso, dependiendo de nuestras posibilidades, pero es importante que sea respetado por otros, sobre todo en los momentos que se practican los diferentes métodos de relajación.

58. Adaptar el espacio. Disponer de un habitáculo, como una buhardilla o una habitación para nosotros sería lo más recomendable, pero –como a menudo esto no es posible– podemos crear espacios adicionales mediante la colocación de biombos, cortinas o muebles que separen las diferentes zonas.

Otra posibilidad es definir ese espacio con la ayuda de una iluminación determinada o incluso diferenciando esa zona con colores diferentes a los del resto de la vivienda.

59. En el trabajo. El ambiente de trabajo debería estar bien ventilado, de ser posible de modo natural para evitar los efectos negativos del aire acondicionado. Asimismo, es recomendable tener plantas, flores o jarros de agua para mantener un buen nivel de humedad y vigilar que la iluminación sea la adecuada.

Por otra parte, también deben controlarse los productos o elementos que se utilizan diariamente en el trabajo, ya que muchos de ellos poseen sustancias químicas o vibraciones magnéticas que podrían afectar la salud.

Métodos para alcanzar la relajación

A continuación mostramos diversos métodos de relajación –algunos de los cuales son técnicas milenarias, mientras que otros son métodos más recientes–. Recuerda que algunos métodos actúan desde el cuerpo hacia la mente, mientras que otros lo hacen desde la mente hasta el cuerpo. Todos ellos resultarán de gran ayuda en nuestro aprendizaje para alcanzar una profunda relajación y bienestar.

60. Yoga. El Yoga es una práctica integral que busca alcanzar la unidad de la conciencia.

Sin embargo, sólo que lo practiquemos como ejercicio físico puede mitigar las dolencias, aumentar la flexibilidad corporal y el vigor físico, así como aportar una gran sensación de bienestar, contribuye a alcanzar una relajación profunda y plena, además de calmar la mente, incrementar la concentración, la claridad y la conciencia de lo espiritual.

Por otra parte, este sistema filosófico milenario no sólo estira todas las partes del cuerpo: al propio tiempo actúa como un masaje para los órganos y las glándulas internas.

61. Tai Chi. Esta técnica se compone de una serie de movimientos lentos que contraen cada uno de los 710 músculos del cuerpo. Estos ejercicios sirven para fortalecer el organismo, relajar tanto el cuerpo como la mente y las emociones, incrementando, además, la flexibilidad, la resistencia y la coordinación de movimientos. Por ello, resulta óptimo para reducir el estrés y las tensiones, así como para aliviar todo tipo de trastornos y enfermedades.

62. Masajes. El objetivo de todos los diferentes tipos de masaje –ya sean occidentales u orientales– es devolver al cuerpo la salud y el equilibrio, eliminando la tensión muscular, disipando el cansancio y reforzando la energía. Un masaje adecuado aporta una relajación y tonificación de los músculos, además de tener otros efectos positivos tales como relajar y estimular el sistema nervioso, liberándolo de las tensiones, o reducir el estrés y el nivel de ansiedad.

63. *Rolfing*. Consiste en masajear violentamente (empleando tanto los dedos, como los nudillos y los codos) la piel y los músculos, de forma que los tejidos conectivos de todo el cuerpo recuperen su longitud original y las tensiones desaparezcan.

64. El masaje shiatsu. El shiatsu es una antigua terapia japonesa que combina las técnicas tradicionales del masaje oriental con los principios de la acupuntura china, para corregir el flujo de energía del cuerpo. Es decir, mediante la presión de los dedos y las palmas de las manos sobre determinadas zonas del cuerpo, se puede reequilibrar la energía del organismo y restaurar el equilibrio entre el cuerpo y la mente, permitiendo una renovación de la energía vital, aumentando el rendimiento físico e intelectual.

65. La reflexología. Al igual que la acupresión, la reflexología es un tipo de masaje que utiliza la presión de los dedos en ciertos puntos del pie para actuar sobre todo el organismo, estimulando o calmando la circulación de la energía vital. Mediante la estimulación de cada punto se puede tonificar el cuerpo, mejorar la circulación sanguínea, combatir el estrés y la ansiedad, proporcionando una relajación profunda y un estado general de bienestar.

66. La acupresión. Es una terapia china parecida a la acupuntura o a la reflexología, centrada en lograr un equilibrio del flujo de la energía vital mediante un masaje sobre los distintos puntos de acupuntura, de forma que se puedan eliminar los dolores localizados, la tensión muscular, la fatiga, pero también el insomnio o la depresión.

Mediante esta terapia se podrá obtener una profunda relajación física y mental, haciendo desaparecer el estrés y la tensión.

67. El automasaje. El automasaje es una técnica que, aunque sencilla, puede aliviar la tensión y vigorizar todo el organismo. Como el shiatsu y la acupuntura, se ejerce presión sobre determinadas zonas del cuerpo para liberarlas de la tensión y estimular la relajación.

68. Masajes relajantes con aceites esenciales. La aromaterapia se emplea como complemento a los masajes, pues, así los efectos terapéuticos del masaje se ven incrementados por los de los aceites esenciales. Estos aceites no sólo tienen un efecto curativo sobre diversas molestias y trastornos, sino que también relajan la mente y el cuerpo.

69. La acupuntura. La acupuntura es un método de la medicina oriental en el que se estimula determinados puntos del organismo mediante agujas. De este modo, se puede estimular o calmar el flujo de energía vital que recorre todo el cuerpo humano a través de unas líneas de energía, llamadas meridianos.

70. El entrenamiento autógeno. El entrenamiento autógeno es una técnica de control mental que consiste en eliminar la tensión presente en distintas partes del cuerpo mediante la autosugestión, obteniéndose así un estado de relajación muy profunda. A través de esta técnica, el individuo toma conciencia de sus propias emociones y sentimientos, descargándolos así de una forma segura y satisfactoria, en lugar de reprimirlos. En la actualidad, este método es considerado una de las técnicas occidentales más eficaces para contrarrestar los efectos negativos del estrés.

71. La técnica Alexander. La técnica Alexander es un sistema para reeducar el cuerpo y la mente. Basándose en el principio de que la mayoría de los problemas causados por las posturas incorrectas proceden de una mala alineación de la cabeza con la columna vertebral, esta técnica enseña posturas para que el cuerpo vuelva a su posición correcta. El individuo debe tomar conciencia de las posturas que adopta a lo largo del día, ya que las posturas incorrectas provocan rigidez en la columna vertebral.

72. La técnica de Feldenkrais. La técnica de Feldenkrais constituye un método de reeducación del cuerpo que pretende mejorar la posición de éste, ayudar a reconocer y a corregir los hábitos negativos o las posturas incorrectas que adoptamos y, de este modo, conseguir un bienestar general.

73. *Biofeedback*. El *biofeedback* es un método para medir pero también para controlar el nivel de relajación, ya que permite controlar los procesos que normalmente son regulados sólo por el sistema nervioso autónomo. Para ello, se emplea un equipo eléctrico específico que permite conocer qué órganos de nuestro sistema nervioso no están relajados.

74. La aromaterapia. La aromaterapia es un tipo de tratamiento que emplea aceites esenciales de plantas medicinales con fines terapéuticos. Estos aceites no sólo tienen un efecto curativo sobre diversas molestias y trastornos, sino también preventivo, relajando además el cuerpo y la mente. La aromaterapia suele estar muy ligada tanto a la hidroterapia, como a los masajes o a la musicoterapia.

75. Las flores de Bach. Estas flores constituyen una excelente ayuda para la relajación. Su creador, Edward Bach, sostenía que el origen de las enfermedades es psíquico. Mediante esta terapia se eliminan los estados anímicos negativos, empleando las vibraciones armónicas de las esencias de ciertas plantas.

Cada una de estas esencias corresponde a un estado anímico del individuo y posee una frecuencia de vibraciones acorde con el campo energético de éste.

76. La hidroterapia. Este método emplea las propiedades terapéuticas del agua para tratar ciertas enfermedades y relajar el organismo. Mediante duchas, baños totales o parciales, abluciones, aplicaciones locales o bebiendo determinadas cantidades de agua, la hidroterapia favorece la eliminación de las toxinas y las tensiones acumuladas, aumenta la oxigenación de la sangre a través de la piel y, gracias a ello, ayuda a disminuir el estrés.

77. La musicoterapia. La musicoterapia es una técnica que emplea la música para fomentar el bienestar y la relajación, siendo también una valiosa herramienta para el desarrollo personal. Esta práctica suele estar muy ligada a la aromaterapia, pues incrementa la percepción de los beneficios de los aceites.

78. La hipnoterapia. Esta terapia emplea los fines terapéuticos de la hipnosis para emitir una serie de sugerencias que influyan en el subconsciente del paciente. Resulta especialmente eficaz para ayudar a las personas en procesos de deshabituación, como por ejemplo, a fumar.

79. La gravitoterapia. Esta técnica permite eliminar el estrés y la rigidez del cuerpo, así como corregir las posturas incorrectas. Debido a que muchas de las tensiones que el cuerpo sufre tienen un origen en la fuerza de la gravedad, la gravitoterapia utiliza esta misma fuerza para invertir las tensiones negativas.

80. La kinesioterapia. La kinesioterapia o kinesiología es un método que reequilibra las funciones fisiológicas del organismo, examinando la relación que existe entre los sistemas linfático y vascular y la mecánica del movimiento corporal. Esta técnica permite eliminar un gran número de problemas de salud, sobre todo los relacionados con el estrés, mejorando la capacidad de relajación.

81. La terapia de baile. Esta técnica emplea el baile y el movimiento físico para conseguir un buen desarrollo corporal y emocional, ya que no sólo ejercita la coordinación y la posición, sino que también permite al individuo eliminar las inhibiciones y desahogar las emociones más profundas e inconscientes.

82. La homeopatía. La homeopatía es un método de medicina natural basada en tres principios: 1) las mismas causas que producen una enfermedad son capaces de curarla; 2) los síntomas que se manifiestan en dos personas distintas nunca son exactamente los mismos; y, 3) los síntomas son la manifestación externa de un problema o desequilibrio subyacente.

Así, el remedio homeopático que se administrará vendrá dado no por la enfermedad, sino por el carácter de la persona.

83. La naturopatía. La naturopatía es un conjunto de ciencias que utilizan métodos naturales para mejorar la salud de las personas, manteniendo el equilibrio emocional y físico y mostrando cómo se debe modificar la forma de vivir para evitar enfermedades. Con este fin, la naturopatía emplea terapias como la hidroterapia, las técnicas de relajación y una alimentación sana.

84. La osteopatía. Este es un sistema de la medicina centrado en el estudio de los trastornos estructurales y mecánicos del cuerpo. Mediante unos suaves masajes, se consigue reequilibrar el organismo, de forma que el cuerpo del paciente funcione de una forma correcta.

85. La quiropraxia. Esta terapia permite corregir los problemas musculares y de la espina dorsal, así como los trastornos relacionados, utilizando las manos. Muy similar a la osteopatía, la quiropraxia puede curar algunas enfermedades relacionadas con el estrés.

La relajación espiritual

La conciencia espiritual es un proceso de reidentificación. Todos los ejercicios de meditación están ideados para distanciarnos de las ideas preconcebidas que tenemos de nosotros mismos. La gran mayoría de las personas creen ser sus necesidades corporales o sus impresiones mentales. Sin embargo, justamente por el hecho de observar la mente, podremos darnos cuenta de que somos mucho más de lo que percibimos superficialmente.

Tanto la meditación como la inspiración –que es una combinación de imaginación y de intuición– podrán ayudarnos a alcanzar un estado de relajación superior, así como una sensación de paz espiritual que podrá despertar nuestra mente hacia nuevas posibilidades e incluso hacia un estado superior de la conciencia.

86. La meditación. La concentración, la respiración profunda y el pensamiento positivo son el punto de partida para la meditación que, en realidad, es más un estado del ser que una práctica concreta. La verdadera meditación no dura unos minutos, o unas horas; cambiará nuestra vida. Gracias a esta técnica, podremos descargar todas las tensiones y preocupaciones, permitiéndonos desarrollar la habilidad de observar y controlar los propios pensamientos.

87. Meditación en la vida cotidiana. La meditación se puede aplicar de forma placentera a todas las tareas del día a día, dedicando de 5 a 10 minutos para realizarlas con actitud meditativa. Así, mientras cocinamos, barremos una habitación o incluso viajamos, podemos observar todo lo que nos rodea, incluido nuestro propio cuerpo. Con ello, eliminaremos el estrés y mejorará nuestra calidad de vida.

88. Meditación con respiración. Aunque las técnicas de meditación son muchas y muy diversas, la meditación sobre el propio proceso de respiración puede considerarse una de las más eficaces y básicas. Sus efectos relajantes son inmediatos.

89. Meditación con respiración y visualización. La meditación suele ir acompañada de muchas otras técnicas, tales como una correcta respiración o la visualización de una gama de colores.

De este modo, los efectos positivos de la meditación se unirán con los efectos terapéuticos de los colores, garantizando una profunda relajación.

90. Meditación con mantras. La meditación resulta altamente eficaz cuando va acompañada de algún mantra. Los mantras son sonidos de una o más sílabas que se repiten con un ritmo y una acentuación rigurosa. Los mantras elevan el entendimiento y la conciencia de la mente.

91. Meditación con mandalas. Los mandalas son figuras geométricas que representan determinadas imágenes simbólicas y que constituyen la representación de los mantras. Los mandalas son un complemento excelente para conseguir la concentración y la relajación, siendo especialmente recomendable realizarlos uno mismo.

92. Meditación con koans. Los koans son preguntas que no pretenden ser contestadas, pues su finalidad es ampliar el pensamiento y estimular tanto la intuición como la meditación.

93. La meditación zen. El Zen muestra un gran interés en las acciones de la vida cotidiana, en especial en la realización de actividades o artes muy dispares –desde la ceremonia del té al cuidado del jardín–. Estas acciones ayudarán no sólo a obtener una gran relajación, sino también a adquirir un estado de entendimiento.

94. Visualizaciones. La visualización es una técnica que podemos utilizar para relajar la mente, imaginando ciertas situaciones placenteras, así como para contrarrestar ciertas dolencias o enfermedades; siendo por ello un método óptimo para disminuir el estrés y las tensiones.

95. Visualización creativa. La visualización creativa es un método que emplea nuestra imaginación para generar una imagen clara de aquello que deseamos que se manifieste en nuestra vida. Con ello, además, alcanzaremos un estado de relajación muy profundo y reflexivo.

96. Textos inspirados. En ocasiones, acudir a textos inspirados da una oportunidad para cambiar la percepción que tenemos de nuestra vida. De este modo, la meditación centrada en proverbios, aforismos, relatos y textos en general de las diversas tradiciones filosófico-religiosas constituye una fuente de bienestar espiritual.

97. Rezar. La oración es la comunicación que establecemos con lo más elevado de nosotros mismos, con la fuerza vital que impulsa todas las cosas. Tanto para los creyentes como para los no creyentes, unos minutos de oración pueden liberarnos momentáneamente de nuestro ego para asumir una posición más humilde, proporcionando una profunda sensación de serenidad y una gran paz espiritual.

98. Escoger un camino espiritual. Decidirnos por un camino espiritual concreto, ya sea porque nos inclinemos hacia el budismo, el Yoga, el tao, etcétera, no es un paso fácil de tomar, pero nos aportará una mayor comprensión de nosotros mismos y de nuestra propia espiritualidad.

Debemos analizar las circunstancias que nos rodean y realizar la elección más idónea para nosotros en este momento. Aunque constituye un largo camino, aconsejamos recorrerlo hasta el final.

99. Seguir los dictados del corazón. Ignorar o actuar en contra de nuestros propios deseos puede ser una de las principales causas no sólo del estrés sino también de la insatisfacción personal.

Aunque esto conlleve afrontar desafíos y vivir situaciones con las que no estamos familiarizados, siguiendo los dictados de nuestro corazón, tal como expresa sabiamente Paulo Coelho en *El alquimista*, el universo entero conspira para que nuestro deseo sea posible.

Relajación práctica para cada día

No existe una única fórmula para conseguir un estado de relajación generalizado y real, pues esta relajación se debe a una combinación de diferentes aspectos de nuestro ser y variará en cada individuo.

Dependiendo del momento y del estado de ánimo en el que usted se encuentre, deberá concentrarse más en la relajación corporal, en la nutricional, en la mental, en la emocional, en la espiritual o en la medioambiental.

Para obtener un bienestar generalizado no debe olvidar ningún aspecto de su ser en favor de los otros.

Por ello, en éste y en los siguientes capítulos le mostramos una serie de técnicas, consejos y «precauciones» diarias con las que podrá evitar caer en estados de tensión o estrés, tanto psíquico, mental o emocional, y así aprovechar al máximo toda su energía cada día.

Por otra parte, también le mostramos visualizaciones sencillas, así como técnicas de meditación, para que pueda conseguir una relajación espiritual.

Antes de empezar

Cuando haya escogido el método más apropiado para usted, ya sea por su constitución física, por el tiempo del que dispone, o por sus propias necesidades específicas (piense que el estrés no afecta a todos de la misma manera y, así, aquellas personas que padezcan insomnio necesitarán otras técnicas diferentes a aquellas que sufran dolores localizados), es conveniente establecer una serie de condiciones que le ayuden a adquirir una mayor serenidad.

Estas condiciones deben seguirse para obtener óptimos resultados en cada sesión de ejercicios y así alcanzar una relajación plena. Por supuesto, no deben tomarse como normas rígidas, sino como propuestas que le ayudarán a rodearse del ambiente más apropiado durante este espacio de tiempo que está dedicando para sí mismo. Dependiendo de las circunstancias y de su capacidad personal para «desconectar» la mente, no será necesario que aplique todas y cada una de ellas.

El primer paso para realizar los métodos de relajación es situarse en un lugar tranquilo y aislado, donde no sea interrumpido por la presencia de otras personas. Esto le permitirá alcanzar un estado de relajación óptimo.

La habitación debe estar ligeramente iluminada, en penumbra. Cierre la ventana, de modo que no le molesten los ruidos del exterior, pero permita que entre la luz. De no ser suficiente, encienda una lámpara.

Ya sea de día o de noche, todas las luces potentes deben quedar relegadas, así como las que puedan estar demasiado cerca de sus ojos. Ante todo, nada debe molestarle. Por ello, la iluminación óptima es aquella que le permita ver los objetos, aunque no los detalles.

La temperatura de la habitación debe ser suave, entre 22º C y 24º C, para evitar la sensación de frío o de calor que podría incidir negativamente sobre los músculos e incomodarle.

Recuerde que no debe ser interrumpido en su sesión de relajación. Por ello, corte cualquier relación con el exterior, de forma

El contestador automático, **un gran amigo**

Instalar un contestador automático es una solución relativamente sencilla que no sólo resulta útil cuando se encuentre en su casa o en la oficina, sino que también le permitirá relajarse sin verse interrumpido por molestas llamadas. Siempre que esté descansando después de una jornada, disfrutando de la compañía de su familia o de unos invitados, tomando un baño reparador, meditando o esté sumido en el momento más apasionante de una película, el contestador «filtrará» las llamadas y le permitirá adoptar un ritmo de vida menos tenso y agotador. Así podrá disfrutar plenamente de esos momentos de tranquilidad que su cuerpo y su mente tanto necesitan.

que no pueda recibir llamadas. Le recomendamos instalar un contestador automático, sin olvidarse de bajar el volumen.

La superficie más apropiada para realizar los ejercicios de forma correcta y gratificante será la que no sea en exceso confortable. Puede comenzar utilizando un colchón delgado, una cama dura o extendiendo una esterilla o una manta en el suelo.

Para algunos ejercicios también puede sentarse en un sillón, en una silla o tenderse en una cama agradable. Si elige un sillón o silla, procure adoptar una postura cómoda que permita una relajación sin molestias físicas. Si elige estirarse en una cama o un sofá, tápese con una manta ligera, de forma que su cuerpo permanezca en posición cómoda o con un cojín bajo la cabeza.

En este caso, no es necesario que se desnude, aunque recomendamos desabrochar todos los botones de la ropa que le puedan molestar.

En general, la ropa más apropiada es la de tejido de algodón, de lana o de lino. Debe ser lo más holgada posible, sin que se ajuste al cuerpo, más liviana en verano pero que abrigue en invierno. Los pies deben permanecer descalzos o, en invierno, con calcetines.

Una solución sencilla **para evitar ruidos**

Si se dispone a empezar los ejercicios de relajación y no logra concentrarse por los ruidos del exterior, utilice tapones para los oídos. Es un remedio sencillo, económico y que no cambia el entorno, sino que sencillamente lo anula.

Le aconsejamos que siempre los lleve consigo, pues puede encontrarse en numerosas situaciones, a menudo imprevisibles, en las que necesite un poco de paz y silencio, ya sea en su hogar o si se encuentra de viaje. Gracias a los tapones, aunque esté en un hotel, en un avión o en un tren, podrá dormir o relajarse sin tener que soportar ruidos irritantes.

Las horas más apropiadas para llevar a cabo los ejercicios dependerán de cada individuo. Aún así, existen determinadas horas del día durante las cuales nuestro organismo se encuentra más receptivo y que suelen coincidir con el momento en que nuestro rendimiento físico comienza a decaer. No debe sentirse especialmente cansado, ya sea mental o físicamente. Por ello, el mejor momento es a media mañana o a media tarde, aunque, si su trabajo no se lo permite, puede ser antes de la comida o de la cena. Recuerde que es aconsejable no comer al menos una hora y media antes de realizar cualquier ejercicio relajante, pues si el cuerpo se encuentra en plena digestión, puede perder reflejos y embotarse la mente.

No es recomendable realizar los ejercicios a primera hora de la mañana, pues recién levantado será difícil obtener la concentración necesaria. De forma similar, al final del día y antes de dormir tampoco sería el momento más idóneo, pues puede vencerle el cansancio, perder concentración y quedarse incluso dormido a mitad de los ejercicios.

Teniendo en cuenta estas condiciones, escoja un momento apropiado y procure que siempre sea el mismo, pues así tanto su mente como su cuerpo se adaptarán mejor a la disciplina de los ejercicios y obtendrá resultados óptimos.

El tiempo que necesitará emplear en cada sesión dependerá de su propia experiencia, la disponibilidad de tiempo y las necesidades. Debe tener en cuenta que la relajación intenta buscar un equilibrio psicosomático, siendo necesario un proceso de adaptación física y mental.

La postura física más recomendable es permanecer en una posición de horizontalidad completa. Piense que es muy importante que todas y cada una de las partes del cuerpo estén cómodas y relajadas. Por ello, le aconsejamos que adopte la siguiente postura:

- Estírese de forma que las vértebras toquen el suelo o a la superficie que haya escogido.
- Los brazos permanecerán bien extendidos a los lados del cuerpo, con las palmas de las manos dispuestas hacia arriba.
- Las piernas también estarán extendidas y guardando una separación que le resulte natural.
- Los pies deben estar caídos ligeramente hacia los lados.
- Los ojos deben estar semicerrados, aunque sin presionar los párpados. También deberá cerrar ligeramente la boca, manteniendo los dientes sin presionarse entre ellos. Es decir, todo el rostro debe estar relajado.

En todo caso busque la posición que le resulte más cómoda para alcanzar una plena relajación.

La música, una excelente compañía. Si lo desea, escuche música durante los ejercicios. En la actualidad, existe en el mercado un sinfín de grabaciones para relajarse. Algunas ofrecen una música tranquila y suave, con sonidos agradables al oído y melódicos, generalmente de instrumentos de cuerda, flauta, arpa o piano. Otras son grabaciones de sonidos de la propia naturaleza, ya sea los sonidos de un bosque, los cantos de pájaros, las olas del mar o los sonidos que emiten delfines y ballenas, entre otros, mezclados con composiciones instrumentales.

Sin embargo, le aconsejamos que grabe usted mismo aquellos sonidos que le hagan sentir relajado. Vaya a un lugar tranquilo y solitario, en el que pueda escuchar el sonido de las olas rompiendo en la orilla, el murmullo de un arroyo o los sonidos del bosque. Al grabar estos sonidos en una cinta, podrá escucharlos siempre que quiera relajarse. Quizá piense que es más sencillo comprar una cinta o disco compacto en una tienda, pero precisamente el hecho de escuchar su propia grabación le permitirá visualizar con más facilidad el lugar en el que estuvo, produciendo un efecto más sugestivo y tranquilizante.

La respiración

Cada una de las células de nuestro organismo utiliza el oxígeno como combustible. Aunque no seamos conscientes, respiramos en un solo día entre 16.000 y 23.000 veces. Sin embargo, como resultado de las malas posturas adoptadas durante el día, sobre todo cuando pasamos muchas horas sentados en nuestro trabajo, respiramos con el pecho, expandiendo sólo la parte superior del abdomen al inspirar. Esto provoca que el metabolismo celular funcione de forma más lenta, aumentando así el cansancio, la fatiga, la tensión o incluso que aparezcan dolores de cabeza.

Para sentirnos relajados y sanos, debemos lograr un equilibrio entre el oxígeno y el anhídrido carbónico. La proporción de ambos en el cuerpo regula la respiración: inspiramos cuando el nivel de anhídrido carbónico en la sangre la vuelve más ácida. Este equilibrio se puede obtener respirando rítmicamente con el diafragma, un músculo que separa el tórax y la cavidad abdominal, de forma que los pulmones se llenen adecuadamente de aire.

Cómo saber si respira correctamente. Saber si estamos respirando de forma natural con el diafragma es fácil. Coloque una mano en la parte superior del pecho y otra en la barriga. Si la

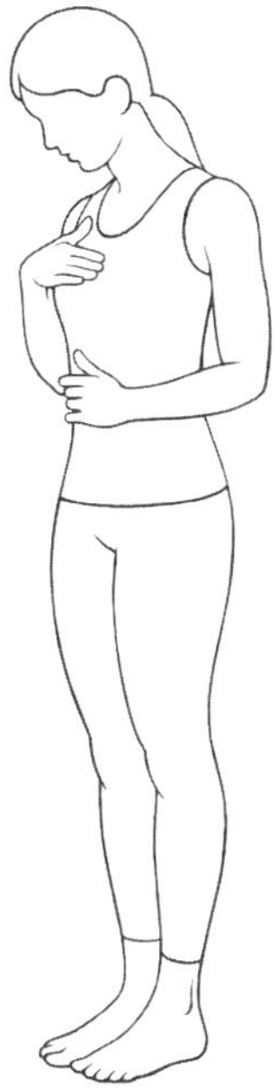

mano inferior asciende y el estómago sobresale cuando inhala aire, está usted respirando con el diafragma de forma correcta. Por el contrario, si el pecho se expande y sólo se mueve la caja torácica, significa que está respirando con el pecho y, por tanto, de forma inadecuada.

Por otra parte, el estrés y los ataques de ansiedad están con frecuencia muy relacionados con la hiperventilación, es decir, con una respiración demasiado rápida y profunda. La hiperventilación provoca una eliminación excesiva de anhídrido carbónico. Como consecuencia, la sangre se torna demasiado alcalina y se bloquea el suministro de anhídrido carbónico al cerebro, trastornando así el mecanismo de retroacción que controla la absorción de oxígeno y la expulsión de anhídrido carbónico.

Adoptar una postura correcta es esencial. Si la caja torácica está contraída y cóncava, la respiración se llevará a cabo en la parte superior del tórax, empleándose sólo una cuarta parte de la capacidad pulmonar. Esto fatiga el corazón, pues ha de bombear más sangre para obtener la misma cantidad de oxígeno, aumentando la presión sanguínea.

Nuestro consejo. Cada vez que se vea sumido en un estado de tensión, de fatiga mental y física o de estrés, inspire por la nariz profunda y lentamente, hasta que sienta los pulmones llenos. Retenga el aire unos segundos y, después, expúlselo de forma acompasada tanto por la nariz como por la boca, hasta que los pulmones estén vacíos. Repita la acción al menos diez veces. Es un método sencillo que le aportará una sensación de placidez y relajación, y que podrá realizar ya sea en el trabajo, en la calle o en reposo.

Para ayudarle a alcanzar una respiración profunda y relajante, le indicamos los siguientes ejercicios:

- Consiga mantener un ritmo respiratorio regular y constante.
- Conserve una inspiración lenta y profunda, al igual que la espiración, de forma que la velocidad de ambas sea constante e igual.
- En las sucesivas sesiones, intente ampliar la duración de las inspiraciones y de las espiraciones.
- Establezca pausas de cinco minutos entre los ejercicios respiratorios, le permitirá disfrutar del estado de relajación conseguido. Recuerde que cuanto más suave sea su respiración durante los ejercicios, antes se consolidará esta práctica en su vida diaria. Si el ritmo de la respiración ha sido regular y profundo, obtendrá una mayor relajación física y mental.

  A corto plazo, los ejercicios que regulan y amplían la respiración le permitirán descansar de una forma más placentera durante las horas de sueño, pero también se reducirá la tensión y la irritabilidad, aumentará su rendimiento profesional debido a una mayor concentración mental y, además, le ayudará a prevenir trastornos nerviosos, úlceras, etcétera.

Posiciones para respirar. Una mala postura puede impedir que el aire circule de forma adecuada por el organismo. Por ello, recomendamos en las primeras sesiones de relajación acostarse en el suelo (sobre una esterilla o manta), con un libro o una almohada bajo la cabeza y el cuello.

A continuación presentamos una técnica muy útil para la relajación, que se basa en el control yóguico de la respiración (*pranayama*):

1. Estírese en el suelo o en una cama, colocando un libro o una almohada bajo su cabeza y asegurándose de que existe suficiente espacio detrás de usted. Las manos deben reposar a ambos lados del cuerpo.

Cierre los ojos, inspire y espire por la nariz de forma muy suave. Respire de esta forma durante un minuto o dos, hasta encontrarse calmado.

2. Una vez se encuentre preparado, inspire suavemente y, al mismo tiempo, levante los brazos por encima de la cabeza hasta que toquen el suelo.
3. Seguidamente, espire mientras baja los brazos hasta que vuelvan a su posición inicial. Repita esta secuencia tantas veces como quiera.
4. Esta postura también puede ser realizada con una almohada bajo las rodillas.

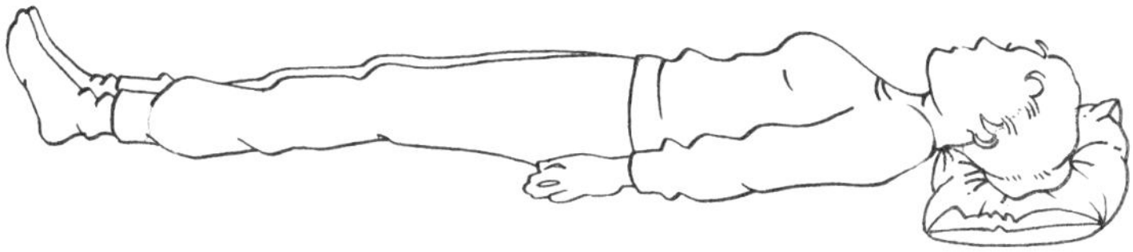

EJERCICIO PARA CONTROLAR LA RESPIRACIÓN

Mediante este ejercicio de control logrará respirar de una forma más profunda y regular, inspirando y espirando alternativamente por cada una de los orificios nasales. Para ello, ha de concentrar toda su atención en el propio movimiento respiratorio. Así, asegúrese de que su abdomen asciende al inspirar, llenando de forma consciente la parte superior, media e inferior de los pulmones. Al contener la respiración, observe como se expanden las costillas. Cuando espire el aire, contraiga suavemente el diafragma, acercándolo a la columna vertebral, para que así los pulmones se vacíen por completo. Este ejercicio puede ser realizado en cualquier postura que le resulte cómoda, teniendo en cuenta que la columna vertebral ha de mantenerse bien recta.

1. Con el pulgar derecho presione suavemente la ventana derecha de la nariz. Seguidamente, inspire aire por la ven-

tana izquierda hasta contar ocho, de forma que sus pulmones se llenen por completo. A continuación cierre con el índice la ventana izquierda y contenga la respiración, de nuevo contando hasta ocho.

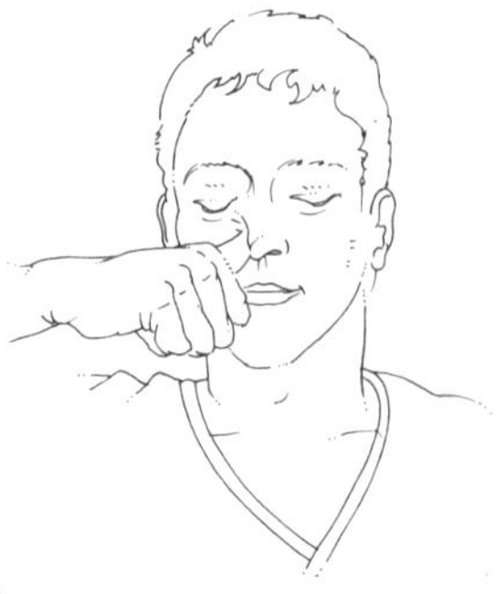

2. Retire el pulgar de la ventana derecha de la nariz, manteniendo el dedo índice en la ventana izquierda, y expulse el aire lentamente, mientras cuenta hasta ocho. Después repita esta operación a la inversa, empezando a inspirar por el orificio derecho. Realice este ejercicio al menos cinco veces para coordinar bien los movimientos. Después hágalo lentamente durante diez minutos.

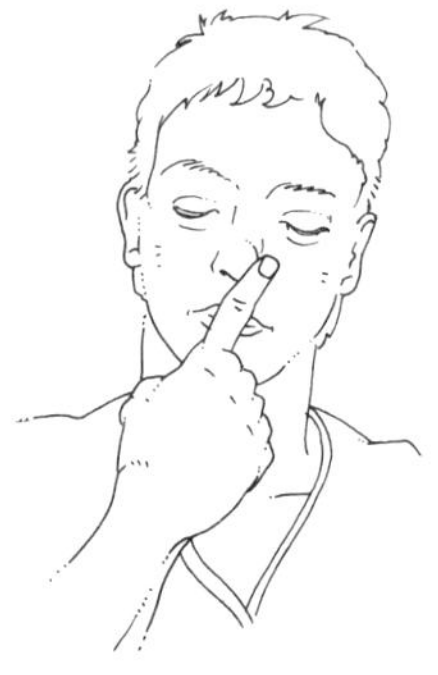

EJERCICIO DE RESPIRACIÓN PARA RELAJAR LA MENTE

Este ejercicio está especialmente indicado para aquellos momentos en los que se sienta cansado, pues aclara la mente y, si se realiza por la noche, le ayudará a dormir. Siempre que se encuentre sumido en un estado de tensión, puede realizar este ejercicio tan sencillo para tranquilizarse en breves momentos.

1. Inspire por la nariz hasta contar cuatro. Cuando ya adquiera una práctica puede ascender de forma gradual hasta contar ocho, aumentando así su capacidad pulmonar. Contenga la respiración durante el mismo espacio de tiempo que antes.
2. Expulse el aire, de nuevo contando hasta cuatro u ocho. No debe mover el cuerpo y, tras finalizar esta respiración, comience de nuevo.

EJERCICIO DE RESPIRACIÓN DINÁMICA

Una manera muy eficaz de descargar la tensión y reducir el estrés es expulsando el aire con fuerza. Este ejercicio también ayuda a fortalecer los pulmones.

1. Póngase de pie, con los pies un poco separados y relaje la parte superior del cuerpo. Coja aire hasta llenar por completo los pulmones.
2. Inmediatamente, expulse el aire por la boca con energía y deje caer la parte superior del cuerpo hacia delante hasta tocar el suelo, flexionando ligeramente las piernas. De esta forma se comprime la cavidad del tórax y hace más patente la necesidad de dilatar al máximo los pulmones al respirar de nuevo.
3. Descanse durante unos segundos manteniendo esta postura y comience a levantarse de forma suave, inspirando con regularidad hasta contar cuatro inicialmente, y aumente gradualmente hasta ocho. Cuando se haya incorporado del todo, expulse el aire y repita el ejercicio.

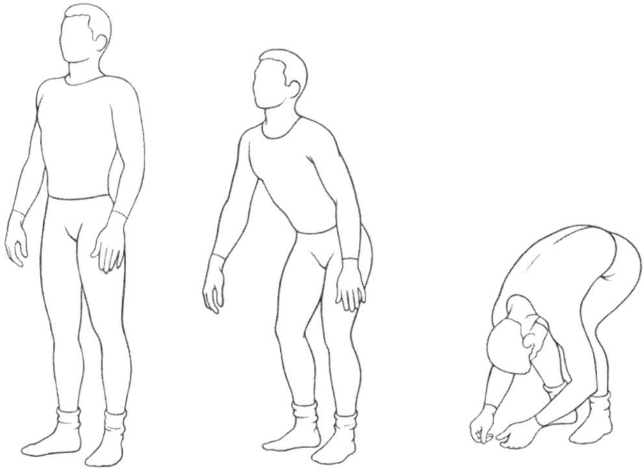

1 2 3

Técnicas para la relajación física

Las técnicas que aquí presentamos son fáciles de practicar y aprender. Pueden realizarse una por una o en serie, dependiendo del tiempo de que disponga y de los resultados que quiera obtener, pues algunas le conducirán a una relajación general, mientras que otras le ayudarán a aliviar la tensión acumulada en determinadas partes del cuerpo.

Estas técnicas de relajación también pueden ser utilizadas nada más despertar, pues flexibilizan los músculos y provocan la desaparición de la rigidez que muy a menudo notamos al empezar el día.

Recuerde que, antes de iniciar los ejercicios y al finalizarlos, debe procurar abandonar las diferentes posturas de forma muy suave. Debe evitar los movimientos bruscos, para así recuperar su estado normal de una forma relajada, de lo contrario, puede sufrir mareos o un malestar generalizado. Unas respiraciones profundas, un estiramiento de brazos y abrir los ojos lentamente, le permitirán abandonar la relajación de forma correcta.

Una vez haya tenido en cuenta los consejos anteriores y se encuentre en una habitación tranquila y sin ruidos, con la iluminación adecuada y sobre la superficie que haya escogido, ya puede pasar a realizar los ejercicios.

La actividad cerebral **y la relajación**

El cerebro emite cuatro tipos de ondas diferentes, cada una con un ritmo propio característico, que son: la onda beta, que refleja el ritmo normal de la conciencia cotidiana; la onda delta, emitida mientras dormimos y mientras soñamos; la onda theta, emitida durante un estado semejante al sueño; y, finalmente, la onda alfa, que refleja un estado de relajación profunda, tanto física como emocionalmente, en el que la mente está relajada a pesar de seguir despierta y alerta.

Durante la relajación profunda y la meditación, el cerebro genera ondas alfa y theta.

Intente olvidar todas las obligaciones y preocupaciones que pueda tener y adapte su respiración al proceso psicosomático de relajación.

Para ello, recomendamos seguir este sencillo esquema que viene a continuación:

- Antes de comenzar los ejercicios, realice una inspiración profunda y lenta para que el aire llene sus pulmones y, después, una espiración lenta y larga. Repita tres veces este proceso.
- Durante los ejercicios, la respiración debe ser natural.
- Al finalizar, realice una inspiración profunda y lenta, como la del inicio, seguida de una espiración también lenta y larga. De nuevo, repita tres veces este proceso.
- Si los ejercicios se ven interrumpidos de improvisto, debe realizar las tres respiraciones arriba indicadas, de forma que su cuerpo vuelva a la normalidad sin brusquedad y sin consecuencias molestas.

Técnicas básicas. Los siguientes ejercicios básicos están indicados para aliviar la tensión acumulada en determinadas partes del cuerpo, ya que mediante éstos podrá mantener flexibles los músculos de estas áreas. Por ello, si sufre un dolor específico, puede concentrarse sólo en los ejercicios que relajan esa parte del cuerpo.

EJERCICIOS PARA RELAJAR LOS HOMBROS

Mediante estos ejercicios podemos descargar las tensiones que se acumulan en los músculos de los hombros y del cuello, estirando así la parte superior del pecho y de la espalda. Al realizarlos, debe centrar su atención en el movimiento de las articulaciones, procurando seguir una respiración profunda, aunque no forzada.

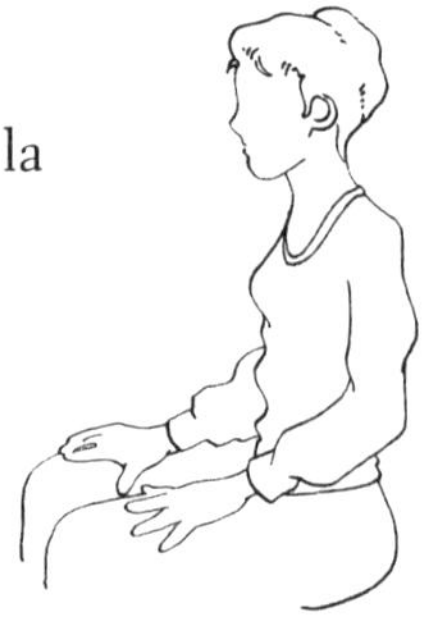

Rotación de hombros

1. Siéntese en una silla procurando que la columna esté recta y manteniendo las manos a ambos costados o descansando suavemente en su regazo. Relaje las manos y los brazos hasta que los sienta totalmente sueltos. Seguidamente, suba un poco la barbilla para tensar el cuello.
2. Realice un movimiento rotatorio hacia delante con ambos hombros, procurando subirlos hasta la altura de las orejas. Tras realizar una rotación completa, baje los hombros y relájelos. Repita esta acción varias veces cambiando la dirección de la rotación.

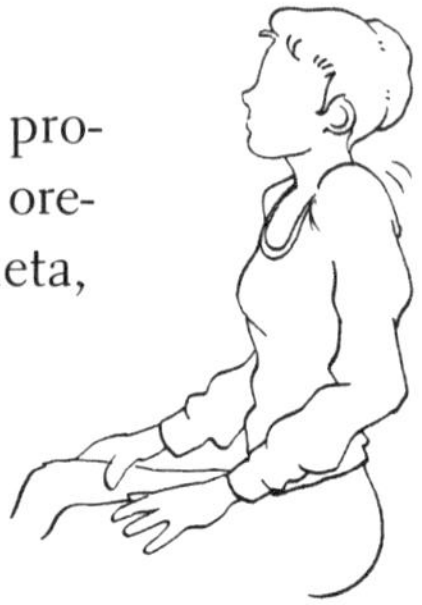

Movimiento de hombros

1. Siga el primer paso del ejercicio anterior, hasta que sienta los hombros totalmente relajados.
2. Inspire profundamente mientras contrae lentamente los dos hombros a la vez, levantándolos todo lo que pueda, de forma que la cabeza parezca hundirse en ellos, y sin tensar ni mover el resto del cuerpo. Realice una pausa de cinco segundos y, después, expulse el aire mientras los deja caer de golpe. Cuando las manos hayan descendido todo lo posible, lleve a cabo esta acción encogiendo los hombros alternativamente. Repita esta acción varias veces.

EJERCICIOS PARA RELAJAR EL CUELLO Y LA CABEZA

Ya sea debido a una mala postura o al estrés acumulado, la zona del cuello y la cabeza puede estar muy tensa. Esto puede suponer un importante trastorno, pues la tensión que se acumula en la parte posterior del cuello, presiona las arterias de la cabeza y provoca a menudo migrañas y jaquecas. Estos ejercicios reforzarán los músculos y relajarán toda la zona. Le recomendamos que realice estos ejercicios después de hacer alguno de los propuestos para relajar los hombros, así los músculos estarán más ágiles y flexibles.

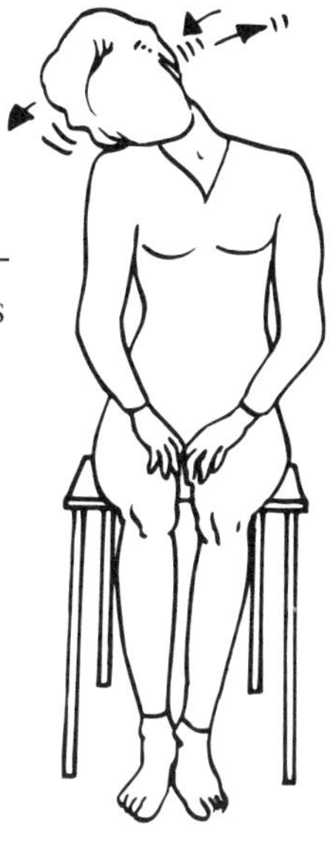

Estirar el cuello

1. Siéntese en una silla procurando que la columna esté recta y mantenga las manos a ambos costados o descansando suavemente en su regazo. Tense el cuello al máximo y luego deje caer la cabeza hacia delante lentamente. Concéntrese en el peso de ésta, percibiendo la tensión generalizada del cuello. Deje caer la mandíbula y conserve los ojos cerrados.
2. Regrese a la posición inicial y repita el ejercicio dejando caer la cabeza hacia cada lado (llevando la oreja lo más cerca que pueda del hombro) y también hacia atrás. Recuerde que en cada uno de estos movimientos debe concentrarse en la tensión del cuello, permaneciendo unos segundos en cada postura, y siempre regresando a la posición inicial.
3. Repita esta acción varias veces.

Rotación de la cabeza

Este ejercicio descarga la tensión acumulada en los músculos del pecho y de la espalda, pues mediante las rotaciones de cabeza se estiran los músculos tanto de la parte superior del pecho como de la espalda.

1. Siéntese en una silla procurando que la columna esté recta y mantenga las manos a ambos costados o descansando suavemente en su regazo. Tense el cuello al máximo y gire la cabeza muy despacio en el sentido de las agujas del reloj.

Después, regrese a la posición inicial y haga una pausa para respirar profundamente.

2. Realice este ejercicio a la inversa, en sentido contrario a las agujas del reloj.
3. Repita esta acción varias veces, girándola con más fuerza paulatinamente.

Ladear la cabeza

1. Siéntese en una silla procurando que la columna esté recta y mantenga las manos a ambos costados o descansando suavemente en su regazo. Tense el cuello al máximo y mantenga la cabeza derecha, mirando al frente.
2. Ladee la cabeza hacia la derecha, siempre manteniéndola recta. Haga una pausa y regrese a la posición inicial.
3. Ladee la cabeza hacia la izquierda y regrese a la posición inicial. Debe procurar que los movimientos tengan la misma duración. Repita esta acción como mínimo diez veces hacia un lado y diez veces hacia el otro, procurando aumentar la velocidad.

EJERCICIOS PARA RELAJAR LA CARA

Aunque normalmente tendemos a descuidar esta parte del cuerpo cuando nos relajamos, en la cara se encuentran un gran número de puntos de tensión que están a menudo vinculados con la tensión del cuello y de la cabeza. La tensión puede localizarse en los músculos verticales y horizontales de la frente, así como alrededor de los ojos o alrededor de la boca y de los labios.

Estos ejercicios se pueden ejecutar por separado. Sin embargo, le recomendamos que lleve a cabo toda la serie completa, concentrándose en la tensión que se ejerce en cada uno de ellos, y finalizando cada uno de los ejercicios con unas respiraciones lentas y profundas, durante las que debe centrarse en la relajación obtenida.

Relajar los ojos

Este ejercicio fortalece y también relaja los ojos cuando están fatigados después de una dura jornada de trabajo ante el ordenador o realizando cualquier otra tarea que necesite una especial concentración, ya sea conduciendo o leyendo.

1. Cierre totalmente los ojos, apretando con fuerza los párpados para así tensar los músculos de su entorno. Mantenga la tensión durante diez segundos.
2. Después, realice el movimiento contrario, es decir, abra los ojos al máximo y relaje los músculos faciales durante diez segundos.

Relajar la mandíbula

1. Ya tenga la boca abierta o cerrada, según prefiera, desplace la mandíbula lenta pero firmemente de derecha a izquierda. Repita esta acción diez veces, realizando una respiración profunda al finalizar toda la serie.
2. A continuación, abra la boca dejando caer la mandíbula inferior todo lo que pueda. Después, realice una respiración profunda y vaya alternando este paso con el anterior.

Relajar la lengua y la boca

1. Abra la boca al máximo y saque la lengua tensándola con fuerza. Respire profundamente y repita este ejercicio varias veces.
2. Después, realice el siguiente ejercicio de relajación facial completa.

Relajación facial completa

Mediante este ejercicio mantendrá en tensión todas las áreas hasta ahora nombradas. Para ello, abra la boca al máximo, saque la lengua y mantenga los ojos muy abiertos. A continuación, relaje todos los músculos de la cara.

RELAJAR LA VISTA

Un método muy sencillo para relajar la vista es cambiar el punto focal. Muy a menudo, los ojos e incluso la vista acaban fatigados por haber estado mirando a un punto fijo durante demasiado tiempo. Por ello, le recomendamos que cambie el punto focal, dirigiendo la vista a su alrededor y observando diferentes puntos u objetos que se encuentren a diferente distancia. Luego respire profundamente y, cuando vuelva a la tarea, procure desviar la mirada de vez en cuando para que los ojos no se fatiguen excesivamente.

EJERCICIOS PARA RELAJAR LA ESPALDA

Las malas posturas y los trabajos sedentarios son las principales causas de la tensión de espaldas y hombros. Cargar objetos pesados sin doblar las piernas, pasar muchas horas sentado, llevar la cesta de la compra en un solo brazo, usar tacones altos la mayor parte del día o sentarse de forma incorrecta, puede provocar dolores intensos que alcanzan a convertirse en distorsiones tanto de espalda como de hombros.

Los ejercicios que detallamos a continuación no sólo relajarán esta zona del cuerpo, sino que también ayudarán a fortalecer los músculos. Por su sencillez, pueden ser realizados siempre que se produzcan tensiones, ya sea después de una dura jornada o a mitad de la misma, para así evitar sobrecargar la zona.

Doblarse hacia delante

1. Póngase de pie, derecho, con los pies mirando hacia delante, separados ligeramente de forma que la distancia entre ambos sea la misma que la distancia entre los hombros. Relaje los hombros y deje descansar los brazos a lo largo del cuerpo, con las manos sueltas. Por último, mantenga la cabeza derecha, mirando al frente.
2. Inspire profundamente mientras estira los brazos por encima de su cabeza.

3. Después, expulse el aire lentamente mientras deja caer la parte superior del cuerpo, recordando que las rodillas deben estar relajadas, ya sea manteniéndolas rectas o doblándolas un poco. Toque el suelo con las manos y mantenga esta postura unos segundos.
4. Relaje los hombros, la cabeza y los brazos. Seguidamente, balancee los brazos y la cabeza de un lado a otro y levante la parte superior del cuerpo muy lentamente, hasta adoptar la postura inicial. Repita este ejercicio varias veces.

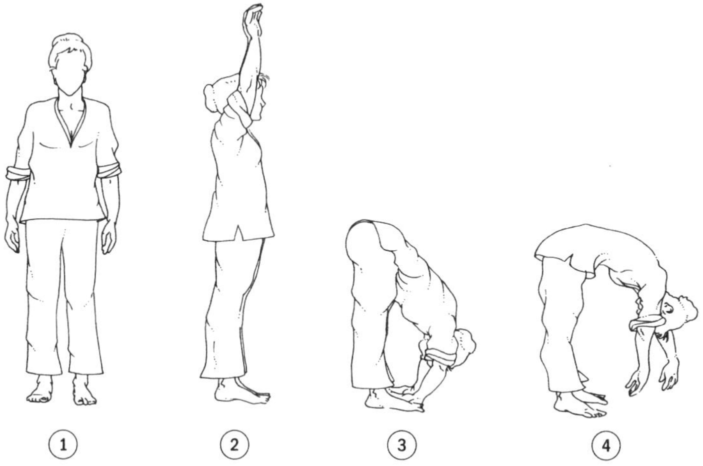

Doblarse hacia un lado

1. Póngase de pie, derecho, con los pies mirando hacia delante, separados ligeramente, de forma que la distancia entre ambos sea la misma que la distancia entre los hombros. Relaje los hombros y apoye las manos sobre las caderas, dejando caer los hombros y los codos. El peso de su cuerpo debe recaer en la pierna izquierda, que, aún así, debe continuar recta.
2. Inspire profundamente y, mientras expulsa el aire, incline la espalda hacia el lado derecho, ejerciendo cierta pre-

sión sobre la cadera con la mano derecha. Dóblese hacia el lado derecho tanto como le sea posible y permanezca unos segundos en esta posición. La cabeza debe seguir el movimiento de forma natural, evitando que el cuello se tense. Por otra parte, las plantas de los pies deben permanecer en el suelo.

3. Inspire de nuevo mientras vuelve a la posición inicial. Reparta el peso corporal en ambas piernas y relájese durante unos segundos. Después, repita este ejercicio doblándose tres veces hacia la derecha y, a continuación, tres veces hacia la izquierda. Recuerde que debe repartir el peso en ambas piernas tras cada flexión. Al finalizar, realice unas respiraciones profundas.

Doblarse hacia atrás

1. Siga el paso anterior, aunque apoyando las manos en la región lumbar, con los dedos ligeramente doblados para adaptarse a la forma de esta zona.
2. Inspire profundamente y, mientras expulsa el aire, empuje la cintura hacia delante con las manos y doble con suavidad la espalda hacia atrás. A medida que ésta se doble, las rodillas también se doblarán ligeramente, de forma que el peso del cuerpo recaerá en los pies. Los talones deben seguir en contacto con el suelo. La cabeza mirará hacia arriba, sin forzar el cuello.
3. Inspire de nuevo mientras vuelve a la posición inicial. Permanezca unos segundos relajado y repita este ejercicio tres veces, procurando doblarse tanto como pueda. Al finalizar, realice unas respiraciones profundas.

Estirar la parte superior de la espalda

1. Siéntese en una silla de respaldo recto, de forma que la espalda esté vertical y que los pies se apoyen en el suelo. Las rodillas deben permanecer flexionadas, separadas de forma natural, mientras que los pies deben estar paralelos.

Mantenga el cuello alineado con la columna vertebral. Recuerde que la espalda no debe estar arqueada, sino recta. Estire los brazos por encima de la cabeza, con los dedos estirados aunque sin tensión. Realice varias respiraciones manteniendo esta postura.

2. Inspire profundamente y, mientras expulsa el aire, baje los brazos hasta la postura inicial. Seguidamente, alce con suavidad los brazos por detrás de la espalda, con las manos unidas. Ténselos y trate de unir los omóplatos. Si le resulta difícil levantarlos, permanezca con los dedos entrelazados y los brazos extendidos en la espalda. También puede sentarse al borde de la silla y fijar las manos en el respaldo, inclinándose ligeramente hacia delante. Realice varias respiraciones manteniendo esta postura.
3. Inspire profundamente e incline la cabeza hacia atrás, de forma que la parte superior de la espalda se mantenga arqueada por encima del respaldo de la silla. Permanezca así unos segundos y regrese a la postura inicial. Los músculos del cuello deben estar relajados, mientras que el esternón debe estar elevado, sin que el pecho se hunda.

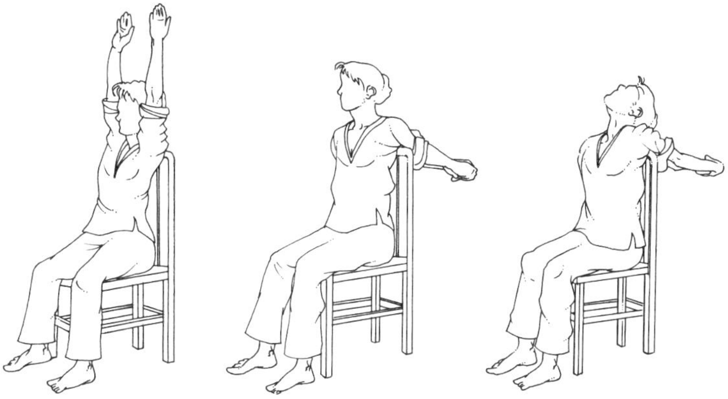

1 2 3

Estirar la parte inferior de la espalda

1. Estírese en el suelo, con las piernas extendidas hacia delante y los pies juntos. Coloque los brazos en cruz, apoyando las palmas en el suelo. Inspire profundamente y levante la pierna izquierda manteniendo la rodilla doblada.
2. Expulse el aire y gire la rodilla hacia el otro lado del cuerpo, intentando que toque el suelo. Recuerde que los hombros deben estar pegados al suelo lo máximo posible. Gire la cabeza en dirección contraria a la del giro de la pierna. Permanezca así unos segundos y después regrese a la posición inicial. Repita el ejercicio con la otra pierna.
3. Si le es difícil mantener esta postura, realice este ejercicio doblando y girando ambas piernas a la vez, primero hacia un lado y después hacia el otro.

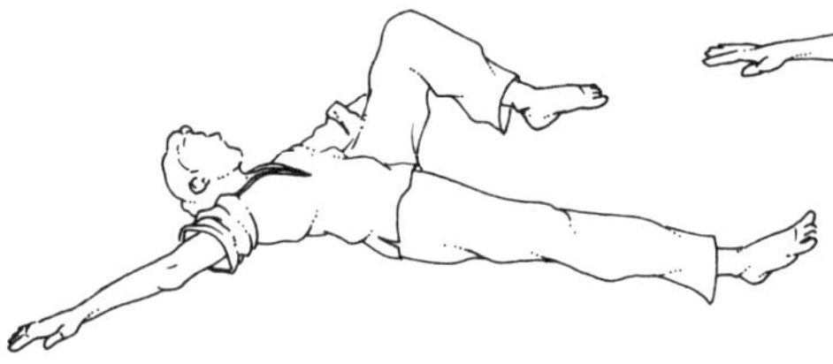

(1)

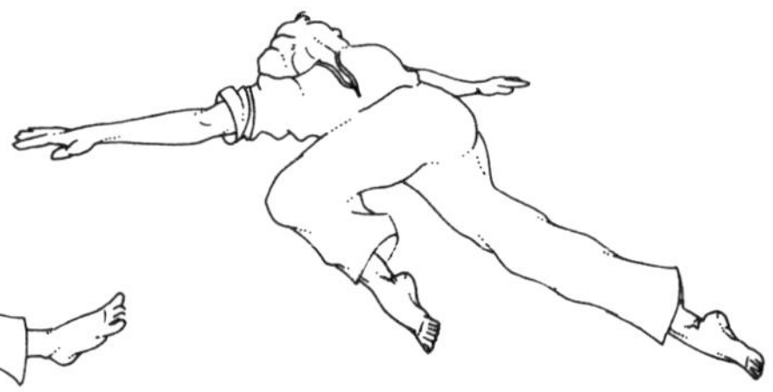

(2)

Estirar la columna

1. Siéntese en el suelo, con la espalda recta, la cabeza erguida y las piernas extendidas hacia delante. Inspire profundamente y doble ambas rodillas hacia fuera, agarrando los tobillos con las manos, e intentando acercarlos lo máximo que pueda a la pelvis. Sin embargo, recuerde que no debe forzar los músculos, sino adoptar una postura en la que se encuentre cómodo.

2. Inspire y, mientras expulsa el aire, incline el torso hacia delante intentando acercar la cabeza a los pies. Permanezca así unos segundos, percibiendo la tensión en la espalda. Después, regrese a la postura inicial muy lentamente y descanse unos segundos. Repita este ejercicio varias veces.

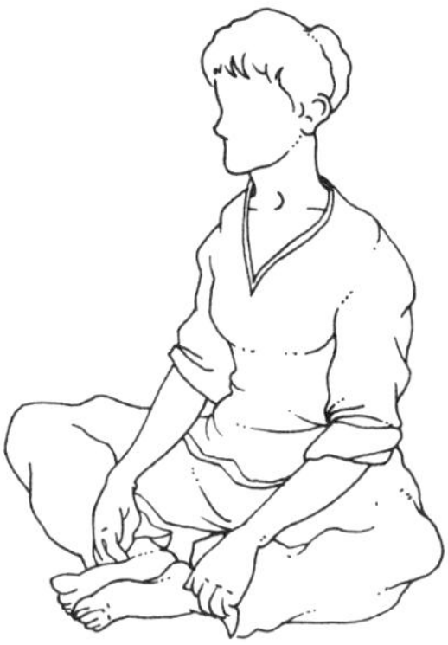

①

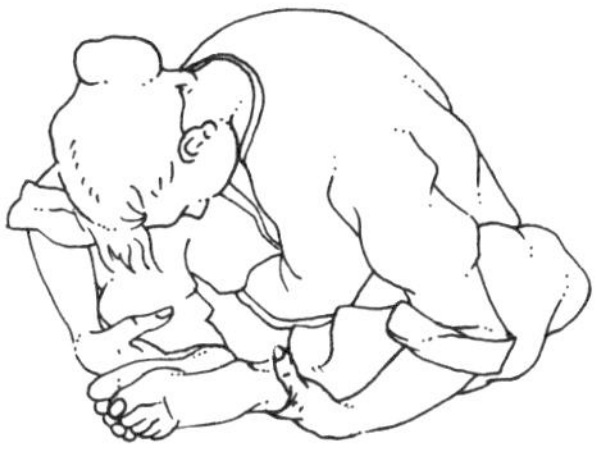

②

Cómo sentarse correctamente. Sentarse de forma correcta es esencial para evitar la tensión en la espalda. Por lo general, tendemos a hundirnos demasiado en el asiento, o a encorvar la espalda, cruzando, además, las piernas y los brazos. Quizás estas posturas proporcionen un alivio momentáneamente, pero pueden causar tensión tanto en la espalda como en el cuello y aumentar la rigidez en estas zonas. Por otra parte, los hombros caídos pueden afectar la capacidad respiratoria, mientras que las piernas cruzadas obligan a la pelvis y a la columna vertebral a adoptar una postura curvada.

Por ello, al sentarse, flexione las rodillas y las caderas, dejando que todo el peso recaiga sobre los muslos. Mantenga el cuello alineado con la columna vertebral, que debe estar recta. Las rodillas deben permanecer flexionadas, separadas de forma natural, mientras que los pies deben estar paralelos. Una vez sentado, resista el impulso de recostarse en el asiento. Recuerde que la espalda no

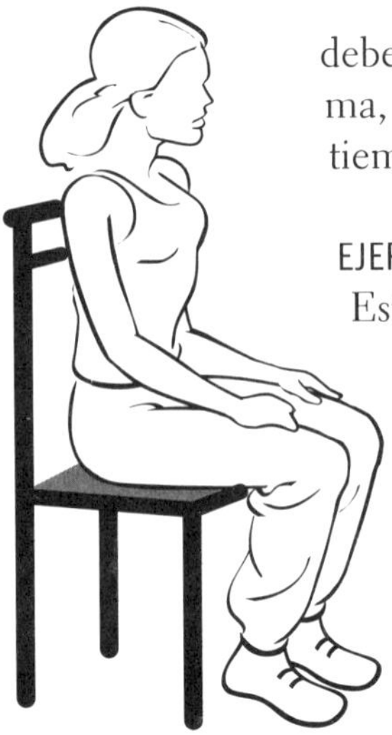

debe estar arqueada, sino recta. De esta forma, podrá estar cómodo durante largo tiempo y evitará dolores innecesarios.

EJERCICIO PARA RELAJAR LAS MANOS

Este ejercicio pueden llevarse a cabo sentado, con la columna recta. Sin embargo, recomendamos que lo ejecute de pie, con los pies mirando hacia delante, separados ligeramente de forma que la distancia entre ambos sea la misma que la distancia entre los hombros. Relaje los hombros y deje descansar los brazos a lo largo del cuerpo, con las manos sueltas. Por último, mantenga la cabeza derecha, mirando al frente.

Sacudir las manos

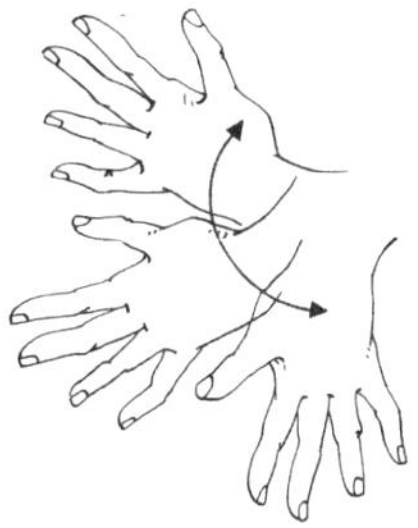

1. Colóquese en la postura arriba indicada.
2. Realice tres respiraciones suaves mientras agita las manos como si estuviesen mojadas y las sacudiera. Debe mantener los brazos flexionados delante del vientre, asegurándose de que los hombros y el cuello permanezcan relajados.
3. Baje las manos hasta la postura inicial y permanezca así unos segundos, respirando de nuevo profundamente.

EJERCICIOS PARA RELAJAR LOS PIES Y LAS PIERNAS

Para realizar estos ejercicios debe permanecer de pie, con los pies mirando hacia delante, separados ligeramente de forma que la distancia entre ambos sea la misma que la distancia entre los hombros. Los brazos deben situarse a lo largo del cuerpo, con los hombros relajados y las manos sueltas. Por último, mantenga la cabeza derecha, mirando al frente.

Le recomendamos que practique estos ejercicios sin zapatos ni medias, aunque sobre una manta, alfombra o esterilla para evitar la sensación de frío.

Levantar las rodillas

1. Apoye las manos en las caderas y traspase su peso corporal al pie derecho.
2. Inspire profundamente y levante suavemente el pie izquierdo, procurando que la rodilla se encuentre a la misma altura que la cadera. Si le resulta muy incómodo, levántela hasta donde pueda llegar con facilidad. Después de unos segundos, expulse el aire con fuerza y dé una patada hacia delante, sólo desde la rodilla y sin mover el resto del cuerpo. El pie debe permanecer relajado.
3. Regrese a la posición inicial, descanse unos segundos y, a continuación, repita el ejercicio con la otra rodilla, reposando el peso corporal sobre el pie izquierdo. Recuerde que ha de inspirar mientras levanta la rodilla y expulsar después con fuerza.

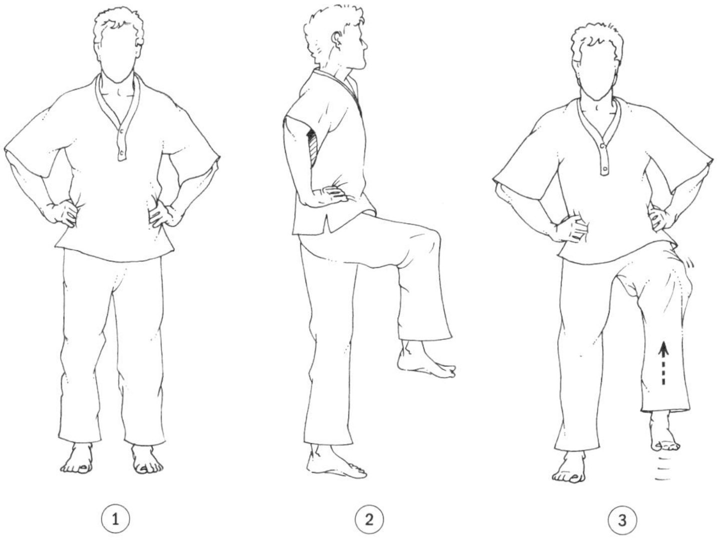

Girar los tobillos

1. Apoye las manos en las caderas y traspase su peso corporal al pie derecho. A continuación, levante el pie izquierdo unos centímetros del suelo.
2. Doble el pie izquierdo hacia abajo y trace un círculo con el tobillo en el sentido de las agujas del reloj (la punta del pie ha de girar primero hacia la derecha). Realice este movimiento tres veces en este sentido y las mismas en el sentido contrario. Después baje el pie izquierdo y reparta el peso en ambas piernas, descansando unos segundos.
3. Descargue su peso sobre el pie izquierdo y eleve el pie derecho del suelo. Doble el pie hacia abajo y trace tres círculos en un sentido y después en el otro. Deshaga la postura y permanezca inmóvil unos segundos, mientras relaja todo el cuerpo.

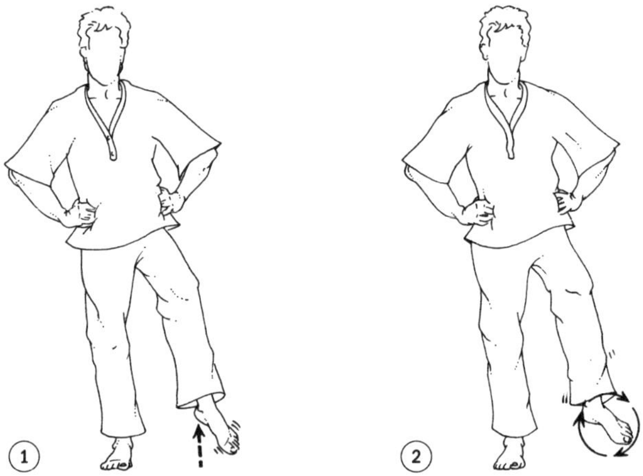

Estirar los muslos

1. Inspire profundamente y extienda los brazos hacia delante, hasta que queden a la altura del pecho.
2. Descienda las nalgas lentamente, como si quisiera sentarse, siempre manteniendo las plantas de los pies en el suelo. Los brazos extendidos le ayudarán a mantener el equilibrio.

3. Descienda todo lo que pueda. Tras permanecer en esta postura unos segundos, inspire de nuevo y levántese con suavidad. Descanse unos segundos y repita después tres veces este movimiento. Al finalizar, relaje los brazos a ambos lados del cuerpo y lleve a cabo una respiración completa.

Relajar los pies

1. Inspire profundamente y extienda los brazos hacia delante, hasta que queden a la altura del pecho. Flexione ligeramente las rodillas, procurando mantener los dedos de los pies separados al máximo.
2. Expulse el aire y levántese sobre las puntas de los pies, recordando que el cuello y los hombros deben estar completamente relajados.
   Mantenga esta posición hasta que haya expulsado todo el aire. Inspire de nuevo y vuelva a la posición anterior. Repita este ejercicio diez veces y relájese al finalizar.

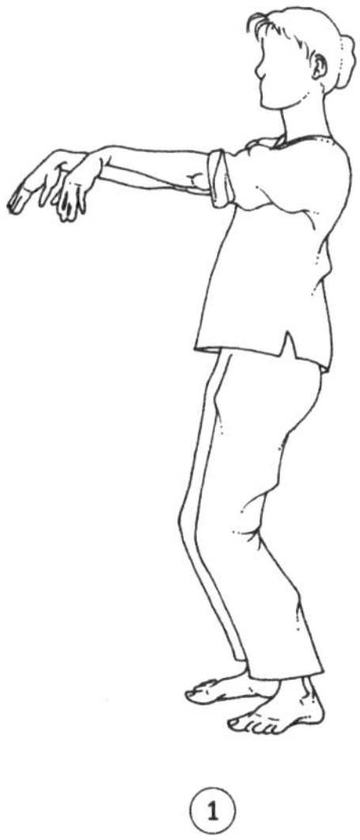

(1)

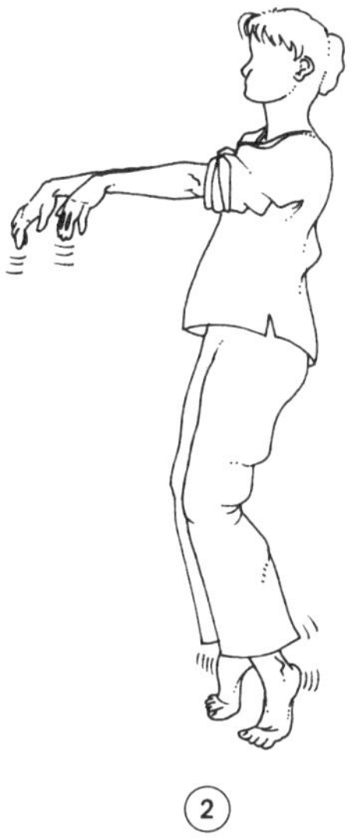

(2)

TÉCNICAS DE RELAJACIÓN PARA TODO EL CUERPO

Una vez haya adquirido un poco de práctica, le recomendamos que lleve a cabo al menos un ejercicio de cada uno de los que le hemos detallado anteriormente en las técnicas básicas, pues así tonificará las principales articulaciones del cuerpo.

Es decir, ejecute la siguiente serie:

- Uno de los ejercicios para relajar los hombros.
- El ejercicio para estirar el cuello.
- Uno de los ejercicios para relajar la cabeza.
- Uno de los ejercicios para relajar la cara (bien efectuando sólo el de la relajación facial completa, o bien realizando el de los ojos, el de la mandíbula, el de la lengua y la boca y, por último, el de la relajación facial completa).
- Uno de los ejercicios para relajar la parte superior de la espalda, seguido de uno centrado en la parte inferior de la espalda.
- Uno de los ejercicios para relajar las manos.
- Y, finalmente, uno de relajación de piernas y otro de las rodillas.

Adapte estos ejercicios a su propio ritmo, dedicándoles el tiempo que quiera, aunque procurando extenderse el mismo tiempo para cada uno.

Para realizar esta serie debe permanecer de pie, con los pies dirigidos hacia delante, separados ligeramente de forma que la distancia entre ambos sea la misma que la distancia entre los hombros. Relaje los hombros y deje descansar los brazos a lo largo del cuerpo, con las manos sueltas. Por último, mantenga la cabeza derecha, mirando al frente.

Aunque al principio le pueda costar un poco, es fácil aprender estos movimientos, ya que son movimientos naturales de las articulaciones cuando están relajadas.

Después de practicar toda la serie varios días, recordando no forzar ningún movimiento, los efectos positivos serán notables.

EJERCICIO DE RELAJACIÓN COMPLETA TENSANDO TODO EL CUERPO

Otra de las técnicas para relajar todo el cuerpo es tensar todos los miembros.

Para ello, estírese en el suelo (sobre una esterilla o una manta), y ponga todo el cuerpo en tensión de forma progresiva. A continuación, realice una inspiración profunda y, mientras expulsa el aire, relaje de nuevo el cuerpo. Esta acción de estirar y relajar cada una de las partes del cuerpo, incluyendo los músculos de la cara, puede realizarse tensando sólo una zona de cada vez, o bien tensando todas las partes al mismo tiempo. Si repite este ejercicio varias veces, podrá notar cómo disminuye la tensión general de su cuerpo, sintiéndose con ello muy relajado.

Recomendamos llevar a cabo este ejercicio siempre que se encuentre sumido en un estado de mucha tensión. Si la situación no le permite estirarse en el suelo o en una cama, puede realizarlo sentado en una silla aunque procurando mantener la columna recta.

Técnicas para la relajación mental y emocional

Generalmente, la mayoría de las personas hacen muy poco por cultivar una vida interior equilibrada. Sin embargo, no debemos olvidar que nuestros esquemas mentales internos influyen de forma decisiva en nuestra calidad de vida. Así, cuando recordamos el pasado, podemos percibir que las experiencias vividas dependieron tanto de los acontecimientos ocurridos como de nuestra forma de verlos. Por ejemplo, un viaje en barco en un lugar soleado puede ser un sueño o una auténtica pesadilla, dependiendo del estado mental en el que nos encontremos.

Es nuestro punto de vista, nuestro positivismo o negativismo, lo que puede convertir un acontecimiento en una fuente de estrés o en un placer muy gratificante. No obstante, tendemos a arreglar los factores externos y no los internos. Así, cambiamos de casa, cambiamos de imagen y nos cortamos el pelo o nos compramos ropa nueva, iniciamos una nueva relación o nos cambiamos de trabajo.

Sea cual sea el momento en el que nos encontremos, entre la mente y el cuerpo existe una relación muy profunda. Cualquier estado de ánimo, ya sea positivo o negativo, repercute de forma directa en nuestro organismo, provocando dolores de cabeza, cansancio, sudor frío o ganas de llevar a cabo alguna actividad. Y de la misma forma, cuando el cuerpo se encuentra cansado o enfermo, nuestra mente sufre estados de ánimo negativos, de acuerdo con los reflejos correspondientes.

Por ello, la relajación no sólo debe ser física, sino también mental y emocional, pues unas veces necesitamos renovar nuestras energías físicas, mientras que otras necesitamos sosegar la mente y nuestras emociones para lograr un estado de bienestar.

Ya en la Antigüedad, el filósofo griego Platón afirmaba que para disfrutar de un cuerpo sano se debía curar primero la mente. Este principio fue aceptado hasta el siglo XVII, cuando la medicina moderna separó el estudio de la mente del estudio del cuerpo. Con todo, en la actualidad, muchas personas han vuelto a adoptar este antiguo principio y reconocen que no se puede conseguir un estado de verdadero bienestar sin cultivar tanto la mente como el cuerpo.

La relajación del cuerpo y de la mente consigue mejorar el estado general del organismo, aumentando la capacidad de renovar las energías y recuperarse, eliminando las tensiones localizadas, a la vez que equilibrar la mente y las posibles tensiones o ansias.

Organice su tiempo

A menudo, las personas que están muy ocupadas suelen sentirse sobrecargadas debido a la gran cantidad de actividades que deben realizar a lo largo del día. Esto puede llegar a provocar un estado de ansiedad y gran tensión, pues en la mente de una persona muy ocupada cualquier tarea a realizar adquirirá unas dimensiones desproporcionadas. Para que esto no ocurra y no tengamos que sentirnos como si estuviéramos en medio de un huracán, llevar a cabo estas tareas con una pequeña organización no sólo nos ayudará a efectuar dichas tareas de una forma menos traumática, sino que también nos ayudará a prevenir posibles estados de estrés.

Aunque al principio pueda parecer complicado, organizar nuestro tiempo es en realidad una técnica muy sencilla. Basta con dar prioridad a lo que realmente es urgente y repartir el resto de las tareas en los huecos que pueda encontrar a lo largo del día. A continuación, le damos unos sencillos consejos para que programe esta organización.

1. Compre un cuaderno de notas o una libreta con las páginas en blanco. Seguidamente, confeccione una lista de todo lo que debe hacer a lo largo del día siguiente, así como de la semana o incluso del mes que tiene por delante.

2. Lea la lista que acaba de escribir y marque de forma visible las prioridades. Piense qué es lo que tiene mayor importancia y lo que puede aplazar. Le aconsejamos que intente numerar estas prioridades no sobrepasando las diez. Piense que cada día sólo tiene veinticuatro horas, por lo que intente ser realista.

3. Intente calcular el tiempo que le llevará cada una de ellas. Una vez haya hecho esto, podrá darse cuenta de cuántas de ellas podrá resolver hoy mismo.

4. Para evitar el estrés, acabe los trabajos que ha empezado, sin intentar resolverlo todo a la vez, pues eso le llevaría a dejar más de una tarea a medias. De esta forma, conseguirá un óptimo resultado y se sentirá más alentado si se dedica a una sola tarea y la finaliza.

5. Cuando haya terminado las diez tareas que señaló como importantes, revise la lista, añada si cabe nuevas tareas, y continúe con este proceso. No se olvide de tachar o señalar las tareas que ya ha realizado. Con este método se sentirá reconfortado, pues las tareas estarán organizadas y estructuradas y, además, no temerá dejarse nada sin hacer.
   Entre todas estas tareas diarias, le aconsejamos que, junto al resto de las prioridades, deje un hueco para sí mismo y dedique un tiempo para relajarse. Elija aquellos momentos del día en el que esto sea factible, intentando encontrar uno cada día, aunque sólo sea de diez minutos. Si dispone de muy poco tiempo, planifique estos descansos semanalmente, agrupando estos diez minutos en una hora durante el fin de semana. Sin embargo, tenga en cuenta que los ejercicios de relajación pueden llevarse a cabo tanto en el trabajo como en un avión, en el metro, en la sala de espera del médico, etcétera.

6. Para alcanzar una auténtica relajación, el paso más importante es desearla, es decir, tomar la decisión de reservar unos minutos para renovar las energías.
   Sea sincero consigo mismo y no se ponga excusas. Piense que si se lo propone, encontrar cinco o diez minutos no es tan difícil y le aportará un enorme beneficio, pues su salud es una gran inversión de futuro.
   Por otra parte, en la agenda o cuaderno de notas en la que escribe su lista de tareas, no se olvide de escribir también las técnicas de relajación que le gustaría realizar, así como los productos que necesita o que le han llamado la atención, pues así constarán en su agenda. Si quiere probar la infusión de manzanilla o algún aceite para el baño, anótelo en su lista de la compra para no olvidarse. De lo contrario, pueden pasar semanas hasta que recuerde que deseaba hacerlo y tenga los elementos necesarios.

Anticiparse a las tensiones

Siempre hay temporadas en las que, por unas razones u otras, no se puede evitar tener muchas obligaciones y estar sometido a un ritmo acelerado. No se preocupe, a continuación le mostramos un método para que todo, en la medida de lo posible, funcione con coordinación, causándole un mínimo estrés, es decir, un estrés positivo que le mantenga en alerta y lleno de energía.

Dedique un momento libre, por ejemplo, la tarde de un domingo, para organizar las tareas que debe realizar. Esto es importante porque, cuando las circunstancias le sobrepasen, será muy fácil que se olvide de muchas cosas, provocándole así una gran ansiedad. Si intenta realizar esas tareas con antelación, podrá adelantarse a los acontecimientos. Por ejemplo, puede dejar preparada antes de acostarse la ropa que se va a poner al día siguiente, puede coger una guía de calles para llevarla en el coche, hacer una copia de las llaves del coche y de la casa por si se pierden y dejarlas a alguien de confianza, o llevar una libreta de notas a mano para apuntar las cosas que ha de recordar (pues intentar acordarse de todo mentalmente puede incrementarle la sensación de estrés y falta de tiempo).

Por otra parte, reservar algo de tiempo para las preocupaciones permite verlas de forma más realista y sin una sensación de ansiedad. Para ello, coja la lista de tareas y reserve un tiempo para enfrentarse a sus angustias. Esto liberará la mente y evitará que dé vueltas al asunto las 24 horas del día. Cuando se disponga a hacerlo, tome varias hojas de papel y escriba todo lo que le inquiete, ya sean cuestiones económicas, laborales, familiares, etcétera. Dedique diez minutos a cada una de ellas para intentar resolverlas, anotando los inconvenientes y las posibles soluciones en dos columnas separadas. Por ejemplo, si le falta tiempo para realizar una actividad, puede levantarse una hora antes, o si se siente agotado puede acostarse más temprano o programar un masaje.

Ya el solo hecho de ver las cosas sobre el papel le ayudará tanto a tomar una mayor conciencia de sus preocupaciones como a darles una visión más objetiva. Además, puede que no parezcan tan graves una vez las haya escrito en el papel.

Nuestro consejo. Otro de los métodos para liberar las ansiedades y las angustias, es hablar con alguna persona de confianza, ya sea un profesional o un amigo. Exteriorizar todo aquello que le preocupa, le liberará de posibles sentimientos de impotencia o de culpa. Por el contrario, si se lo guarda todo en su interior los problemas se acrecentarán, pudiendo llegar a provocar irritación, insomnio, etcétera.

Al sacar todas esas pequeñas cosas que nos inquietan, podremos verlas desde un punto de vista externo y serán más fáciles de resolver. Con la ayuda de esa persona, podremos encontrar diferentes soluciones desde diferentes ángulos y nuestras preocupaciones no parecerán tan grandes.

Mantener la motivación

Las personas muy ocupadas a menudo se encuentran tan desbordadas por las responsabilidades que, aunque empiecen con entusiasmo las técnicas de relajación, poco a poco las abandonan por pérdida de interés. La motivación no sólo se debe al entusiasmo, sino que también está influida por tres aspectos: el intelectual, el emocional y el físico.

Aunque el entusiasmo o motivación emocional es la más frecuente, son en realidad la física y la intelectual las que proporcionan una base firme para lograr cualquier cambio.

A continuación, mostramos una serie de sugerencias sencillas que le ayudarán a combatir viejos hábitos, así como a mantener la motivación suficiente como para superar esta disminución de entusiasmo.

- Con frecuencia tendemos a olvidar los beneficios que aporta la relajación. Después de las primeras semanas tome conciencia del bienestar obtenido. Seguramente, su espalda se habrá relajado, las articulaciones serán más elásticas y se sentirá más tranquilo y sosegado, pues habrá aprendido a renovar su energía. No olvide por qué la relajación es tan importante para su salud y bienestar.
- Leer libros sobre las diferentes técnicas y beneficios de la relajación le ayudará a mantener la motivación.
- Mediante un compromiso sincero no sólo podrá superar el aburrimiento y el deseo de abandonar la práctica de las técnicas de relajación, sino que también seguirá con una mayor facilidad un sistema de vida saludable (por ejemplo, seguir una dieta equilibrada, realizar ejercicio, etcétera). Sin ir más lejos, en momentos de estrés es más fácil ingerir comida rápida que llevar una dieta equilibrada. Piense que un equilibrio entre el cuerpo y la mente propiciará la claridad mental y la concentración, aportándole más energía y proporcionándole una mayor eficacia.
- Como hemos dicho anteriormente, llevar un calendario de las técnicas de relajación es un aliciente para poder continuarlas. Marque en él los días en los que completa una serie de ejercicios pues, pasado un tiempo, repasar este calendario lleno de cruces será una experiencia muy gratificante y, además, actuará como recordatorio del cumplimiento de sus objetivos.

  Varias investigaciones demuestran que las personas que siguen algún tipo de calendario son más propensas a continuar con la práctica. Además, situar el calendario en algún lugar visible será un excelente recordatorio visual.
- Siempre que lleve a cabo los ejercicios de relajación, quítese la ropa del trabajo y utilice ropa que le haga sentir bien.
- Adapte las técnicas a su gusto y añada nuevos ejercicios.
- Realice algunas sesiones con música.
- Pruebe nuevas técnicas, como el masaje o la hidroterapia.

Afirmaciones

El primer paso para sentirse bien consigo mismo es reconocerse como una persona humana que no es perfecta, que comete errores y que posee inseguridades. Una vez ha reconocido sus preocupaciones y angustias, ya sea escribiéndolas en un papel o confesándolas a una persona de confianza, puede utilizarlas para reafirmar sus aspectos positivos o para tratar los negativos, desarrollando incluso nuevos objetivos que le ayuden a mejorar.

Las afirmaciones positivas ayudan a reafirmar la propia identidad. Estas breves sentencias engloban tanto sus necesidades particulares, como los problemas de larga duración. Las afirmaciones positivas deben ser oraciones simples y concisas, utilizando la forma verbal del presente y no la del futuro.

No debe formular afirmaciones que puedan conducir a un mayor estrés, como podrían ser: «*Siempre soy puntual*», «*Nunca muestro mis emociones*» o «*Nunca cometo errores*». Debe adoptar un ritmo de vida más relajado, aceptando los posibles contratiempos como algo normal. Por ello, son más aconsejables las afirmaciones del tipo: «*Si no acabo el trabajo hoy, lo puedo hacer mañana*», «*No temo el futuro*», etcétera.

Aunque no podemos cambiar el efecto que nos produce los diferentes acontecimientos de la vida, si podemos cambiar nuestra reacción ante éstos. Sustituir nuestra voz interior desde el negativismo al positivismo, nos ayudará a percibir la parte buena de cada situación. Por ejemplo, si se encuentra en el coche en medio de un atasco de tráfico, no debe pensar en todo lo que no puede hacer, sino disfrutar de un momento de tranquilidad para pensar o escuchar música. Practique esta técnica en todas aquellas ocasiones que le provocan un estado de ánimo negativo de forma habitual.

Cuando haya adquirido el hábito de darse cuenta de sus pensamientos negativos y sustituirlos por afirmaciones positivas siempre que pueda, pronto será capaz de hacer estas afirmaciones positivas de forma automática en cualquier situación. Esto le proporcionará un profundo efecto calmante cuando esté en un estado de crisis o tensión. Aunque reconozca sus errores, el hecho de felicitarse por cualquiera de sus éxitos, por más mínimos que sean, le aportará confianza en sí mismo, le ayudará a reafirmar su propia identidad y le permitirá no ver sus errores como catástrofes.

No obstante, no debemos olvidar que un 70% de la comunicación que efectuamos de forma diaria es de tipo no verbal, es decir, a través de las posturas que adoptamos, los ademanes y otros gestos. Aunque a veces no tengamos conciencia de ello, estos movimientos transmiten una serie de mensajes a los demás. Así, una postura encorvada acompañada de una mirada baja indican inseguridad y un deseo de pasar desapercibido. Por ello, ante ciertas situaciones debemos evitar los síntomas de nerviosismo o de miedo, tales como un movimiento continuo de pies, encorvar la espalda, cerrar los puños, etcétera. En estas ocasiones deberemos tener en cuenta tanto la postura que adoptamos como las palabras que empleamos o el tono de nuestra voz. Respirar profundamente y relajar los músculos de la cara, le ayudará a mantener constante el tono de voz y serenar el estado de ánimo.

Otras técnicas para descargar tensiones

Técnicas para descargar la ira y la frustración. Un buen método para liberarnos de la ira es escribir en un papel todos los sentimientos que pueda tener de frustración y que, por alguna razón, no puede expresar directamente a una determinada persona. Para ello, escriba una carta en la que libere todos los problemas que quedaron pendientes, las cosas que le hirieron, etcétera. Desahóguese con sinceridad hasta que se sienta satisfecho con el resultado.

Si hace falta reescríbala las veces que sea necesario, sin olvidar que nadie va a leer lo que ha escrito. Cuando haya finalizado, destruya la carta, ya sea rompiéndola y tirándola a la papelera o quemándola. Muchas personas consideran terapéutico destruir estos papeles, pues es una forma simbólica de deshacerse de los sentimientos negativos. Aunque sencillo, este método le ayudará a seguir adelante con una perspectiva de futuro más despejada.

Otro método es expresar sus ansiedades a través del dibujo o de la pintura. Para ello, concéntrese en sus sentimientos y expréselos en un papel, ya sea pintando, dibujando o haciendo garabatos. No necesita demostrarse que dibuja bien, sino descargar el enfado para sentirse así liberado. Como en el ejercicio anterior, cuando haya finalizado rompa el dibujo.

REÍRSE A MENUDO

La risa es un método muy eficaz para conservar una visión de futuro saludable y equilibrada. Además, constituye una de las formas más placenteras para aliviar el estrés. A veces, la mejor terapia es sentarnos cómodamente, olvidar las preocupaciones diarias y reírse con ganas durante unas horas. Para lograrlo, puede buscar alguna comedia o un programa de televisión humorístico, acudir a alguna representación cómica, o leer una novela divertida o alguna recopilación de chistes. En la actualidad existe un gran número de libros que tratan sobre las ventajas de la risa que quizá le puedan ayudar.

ANIMALES DE COMPAÑÍA

Hoy en día se empieza a reconocer que los animales domésticos no sólo brindan compañía, sino que también relajan. Las investigaciones han demostrado que cuidar y acariciar un perro o un gato disminuye el ritmo cardíaco, baja la presión arterial y reduce el estrés. Así, un estudio realizado en 1991 por la *Royal Society of Medicine* reveló que el 70% de las personas que adquirían un animal de compañía aseguraban haber notado una notable mejoría en sus pequeños problemas de salud.

Observar las cabriolas de un gato, pasear a un perro, escuchar el canto de un pájaro, etcétera, le ayudará a olvidar los problemas diarios a los que debe enfrentarse, además de aportar una amistad.

CAMINAR EN LA NATURALEZA

En la actualidad, la mayoría de las personas son cada vez más extrañas a los ciclos de la naturaleza, las luces artificiales o los aires acondicionados, entre otros ejemplos, han borrado el impacto directo que tienen las diferentes estaciones anuales. No pretendemos decir que debemos evitar las luces artificiales o regresar a un estado primitivo, sino que caminar de forma periódica por los parques de nuestra ciudad, cuidar el jardín o cultivar unas macetas con plantas puede aportar un gran bienestar y relajar nuestra mente. Sentir el aroma de una flor, tocar sus pétalos o apreciar los cambios de color de los árboles, puede ser un bálsamo sencillo y agradable para combatir esos momentos de tensión y hacernos olvidar de todas las preocupaciones.

A continuación, le mostramos una serie de consejos para disfrutar de un paseo corto por un parque.

- Mientras camina, intente identificar todos los olores que pueda y todos los colores que vea, observando tanto las plantas como los árboles y el cielo.
- Tanto si llueve como si luce el sol, intente disfrutar de las diferentes estaciones del año.
- Aunque sea invierno, concéntrese en el calor del sol. Ya en la Antigüedad, pueblos como los aztecas, los incas o los egipcios, reconocían el poder vital del sol y lo adoraban a través de sus divinidades. Recuerde que la energía que el sol aporta a las plantas y las flores también puede aportársela a usted.
- No olvide acompañar este paseo con una respiración profunda y pausada. En breve se sentirá mucho más sosegado.

Métodos tradicionales

Yoga

Un poco de historia. Se conoce como Yoga a uno de los seis sistemas filosófico-religiosos del hinduismo. Sus técnicas se practican desde hace 4.000 años, mucho antes de la etapa de la historia escrita. La palabra yoga es un término sánscrito que significa «vínculo» o «sujetar», y que indica el hecho de controlar y dirigir la atención para obtener una unión o equilibrio entre mente, cuerpo y espíritu.

Las diferentes técnicas y posturas de este sistema fueron recogidas y sistematizadas por Patanjali en su obra clásica *Yoga Sutras*, en el siglo II a.C. Patanjali distinguió ocho etapas o grados del Yoga, que las personas deben superar gradualmente para conseguir el conocimiento del alma y alcanzar la unión de su espíritu individual con el espíritu universal que, según el hinduismo, se encuentra en todo el universo. Estos ocho grados del Yoga son: seguir los principios de la moral universal (no matar o caer en la violencia; decir sólo la verdad; no robar; practicar el celibato; y, por último, no codiciar o atesorar bienes materiales); la autopurificación por la disciplina, mediante una serie de ejercicios (tales como la limpieza del cuerpo, la eliminación de los trastornos emocionales, la disciplina y la observación de sí mismo, entre otros); las *asanas* o posturas; regular la respiración o *pranayama*; liberarse del dominio de los sentidos; la concentración; la meditación; y, por último, el *samadhi* o contemplación profunda en la que el aspirante individual pierde la conciencia del mundo físico o material.

En la actualidad, el Yoga es practicado también en Occidente, siendo incluso recomendado por la medicina convencional para la prevención de enfermedades cardiovasculares y como tratamiento de múltiples dolencias.

Beneficios del Yoga. El Yoga es una práctica integral que busca alcanzar la unidad de la conciencia. Aunque sólo lo practiquemos como ejercicio físico, ya obtendremos sus múltiples ventajas. Unos minutos de Yoga cada día aliviarán los dolores musculares de espalda, además de aportar una gran sensación de bienestar, un alto grado de relajación y la reducción el estrés. El Yoga resulta óptimo para todas aquellas personas que estén muy ocupadas, pues ayuda a calmar la mente, reducir la tensión y obtener una relajación profunda que restaure las energías.

Mediante las técnicas del Yoga se pueden equilibrar todas las partes del cuerpo de forma simétrica, tonificar los músculos y aumentar la flexibilidad y resistencia de los mismos. Asimismo, el Yoga es un poderoso agente que contrarresta la tensión, el nerviosismo y la ansiedad, pues es capaz de romper el ciclo y tranquilizar la mente.

Muchos trastornos físicos tienen su origen en las posturas forzadas que adoptamos durante el día, así como en la falta de ejercicio regular o en la tensión. En cambio, equilibrar el cuerpo a partir de las posturas yóguicas implica un mayor flujo de la energía vital a través de los músculos y el resto de los tejidos internos.

¿Quiénes pueden practicar **el Yoga?**

El Yoga puede ser practicado por todos, desde aquellas personas con algún tipo de discapacidad, hasta atletas, mujeres embarazadas y, en definitiva, personas de cualquier edad que deseen aumentar el equilibrio de su energía. Mediante el Yoga aprenderá a adquirir un equilibrio entre la fuerza y la flexibilidad, además de un control de la respiración. Piense que el Yoga es una serie de movimientos en calma.

Cuando se hacen los ejercicios, no se busca forzar los músculos, sino que cada persona llegue hasta donde pueda. Por ello, el Yoga puede ser practicado tanto por niños como por adultos y ancianos.

Por otra parte, los ejercicios respiratorios del Yoga pueden normalizar la presión arterial, aliviar las contracturas musculares, combatir la fatiga y prevenir la aparición de lesiones. Mediante la combinación sistemática de unas posturas precisas, una respiración adecuada y una concentración mental y respiración profunda, la mente se calma y el cuerpo se relaja.

Los diferentes Yogas. Existen diferentes clases de Yoga, de acuerdo con el temperamento del practicante. La división más aceptada del Yoga es la siguiente:

- Karma Yoga o Yoga de la acción desinteresada;
- el Yoga devocional o Bhakti Yoga;
- el Yoga de la visión de Dios o Gyan Yoga;
- Raja Yoga, centrado en el desarrollo de la voluntad y de las facultades mentales;
- Laya Yoga, el método más poderoso para elevar la conciencia;
- Mantra Yoga o Yoga de la repetición de sonidos, para al canzar estados superiores;
- Tantra Yoga o Yoga de la unión sexual como símbolo de la unión del alma con el espíritu universal;

- Kundalini Yoga, que constituye la base de todos los demás, y
- el Yoga físico o Hatha Yoga.

Existen 27 escuelas o métodos diferentes de Yoga reconocidos, aunque sólo se practican aproximadamente doce.

En Occidente, las dos clases de Yoga que más se practican son el Hatha Yoga y el Kundalini Yoga. Por ello, explicaremos en qué consisten ambas.

El Hatha Yoga tiene como finalidad conseguir control del cuerpo físico para reunificar la energía vital (llamada *prana*) que rige todo el cuerpo y la mente. Es decir, esta clase de Yoga intenta alcanzar la armonía entre el cuerpo y la mente.

Su nombre significa la unión de contrarios, la unión del sol («*Ha*») y la luna («*Tha*»), y se cree que fue creado durante el siglo XV por el santo Goraksanatha.

El Hatha Yoga incluye un gran número de posturas o *asanas*, que son las que enseñan la mayoría de los profesores de Yoga de Occidente, así como seis grupos de técnicas de purificación e higiene del organismo, unos ejercicios para activar la energía y la purificación o *mudras*, y técnicas de control respiratorio. Las posturas o asanas tienen por finalidad facilitar la concentración y la meditación, aportando una gran relajación tanto física como mental. Sin embargo, este Yoga se preocupa menos de la cantidad de movimientos realizada, que de la calidad de éstos. Es decir, las posturas no son un fin en sí mismas.

El Kundalini Yoga tiene como fin despertar la energía vital para que fluya por el cuerpo. Se compone de una serie de ejercicios y meditaciones para alcanzar un estado progresivo de salud física y mental, que despertará el flujo de la energía de la persona, hasta alcanzar el más alto potencial de sí mismo. Esta clase de Yoga es practicada con la guía de un profesor o guru. Los elementos básicos de su práctica son las posturas o asanas, los ejercicios para controlar la respiración o pranayamas, así como la concentración y la meditación.

¿Cuándo practicar el Yoga? Para obtener los máximos beneficios que el Yoga nos puede aportar, siempre se recomienda practicarlo diariamente, designándole una misma franja horaria para adquirir con mayor facilidad una rutina. Bastará una sesión de treinta minutos diarios, con una sesión semanal de una hora. Con ello, cada día podremos relajar tanto el cuerpo como la mente, recuperando las energías perdidas y disfrutando de una gran sensación de bienestar.

Sin embargo, si no puede crear una rutina diaria, le aconsejamos que practique el Yoga siempre que le sea posible y durante el máximo tiempo posible. Lejos de ser otra obligación más, el Yoga debe ser un momento que nos dedicamos a nosotros mismos para nuestro bienestar, semejante a un baño relajante o a una sesión de meditación. Intente realizar cuatro sesiones semanales. Recuerde que lo más importante es que, cuando lo practique, concentre su atención en los movimientos y sea consciente de la relajación que está consiguiendo. Sin embargo, no es recomendable que al iniciarse en el Yoga lleve a cabo sesiones demasiado largas. Por ello, comience con sesiones de media hora, combinadas con otras sesiones de una hora.

En cada sesión de Yoga, dedique los primeros minutos a centrar la atención en su propio cuerpo o en su respiración, intentando olvidar los problemas y las preocupaciones. Por otra parte, dedique a cada postura el tiempo que quiera, dependiendo de cómo se sienta en ese momento determinado o del alivio que ésta le proporcione.

Piense que no es una carrera en la que tenga que realizar el máximo número de posturas posibles. Muy al contrario, si las lleva a cabo de una forma lenta y suave podrá obtener un mayor grado de relajación.

Nuestro consejo. Al iniciar la práctica del Yoga, no intente llevar a cabo las máximas posturas posibles. Si dedica una sesión a realizar solamente una postura no se preocupe. Recuerde que este método no busca el número de posturas, sino la calidad de éstas. Por ello, debe hacerlas con tranquilidad, siendo consciente de cada movimiento que ejecuta, así como de su respiración.

Por el contrario, si pasa rápidamente de una postura a otra quizá pueda mejorar su tono muscular, pero no obtendrá la relajación deseada. Al igual que con el Tai Chi, es importante que lleve a cabo una pausa antes, durante y al finalizar los ejercicios. Debe moverse despacio y respirar profundamente. Una vez haya finalizado la sesión podrá sentir que su cuerpo se encuentra más flexible y vigoroso, mientras que su mente estará más relajada y tranquila.

No obstante, el Yoga no consiste sólo en adoptar una postura determinada, sino en realizar y ser consciente de cada uno de los movimientos hasta llegar a ella, por mínimos que sean. Siendo consciente de su cuerpo, podrá observar que irá adquiriendo más armonía y precisión en sus movimientos en las sucesivas sesiones. Por otra parte, centrar la atención en las zonas del cuerpo que se mueven aumentará tanto la conciencia de su cuerpo, como la capacidad de concentración.

Antes de empezar. Cuando haya escogido los ejercicios más apropiados para usted, ya sea por su constitución física, por el tiempo del que dispone o por sus propias necesidades específicas, deberá elegir el lugar en el que los realizará. Aunque para practicar el Yoga no se necesita ningún entorno determinado, le aconsejamos que al principio se sitúe en un lugar donde pueda concentrarse sin ser molestado y donde no le puedan distraer los ruidos.

Asimismo, debe tener en cuenta la temperatura, pues el frío o el calor podrían crearle sensaciones desagradables e impedirle alcanzar una relajación profunda. Busque un lugar templado pues el Yoga, al igual que otro tipo de ejercicios, eleva la temperatura corporal. Sin embargo, el Yoga también incluye momentos de quietud, por lo que le aconsejamos que tenga una manta cerca para cubrirse al final de la secuencia, durante la relajación.

Por último, utilice ropa que no apriete y que permita la transpiración. Es aconsejable que haga los ejercicios con los pies descalzos, pues esto le ayudará a mantener el equilibrio y el alineamiento.

Las posturas del Yoga. Las *asanas* o posturas corporales proporcionan firmeza, buen desarrollo y ligereza de los miembros, así como un equilibrio mental. Mediante su práctica se desarrollan la agilidad, el equilibrio y la resistencia, aportando una gran vitalidad.

Las asanas de movimiento le permitirán dominar su cuerpo, pues, al ejecutar las posturas, deberá llevar a cabo movimientos lentos y concientes. Sin embargo, también existe un número de asanas sin movimiento, que se adoptan para la meditación o la concentración. Una de las asanas más conocidas para este propósito es la postura del loto, aunque existen millares, de las que sólo 84 son las tradicionales. Estas posturas deben permitir que el cuerpo se encuentre cómodo y relajado, de forma que pueda permanecer en completa inmovilidad durante cierto tiempo, para así poder concentrar la atención o controlar la mente.

EL SALUDO AL SOL

Esta asana, llamada *surya namaskar*, constituye un ejercicio óptimo para realizarse por la mañana, pues prepara el cuerpo y proporciona energías para funcionar todo el día. Cada uno de los movimientos es un contrapunto del anterior, permitiendo que todo el organismo se contraiga y se expanda. Para obtener sus beneficios, basta realizar correctamente una sola serie completa, pero si lo prefiere, apréndala por fases, repitiendo cada paso varias veces hasta completar toda la serie. Recuerde que no debe forzar ningún movimiento, sincronizando la respiración con cada uno de los estiramientos.

1. **La plegaria:** Colóquese de pie, con la columna recta, las rodillas y los pies unidos, y las palmas de las manos unidas a la altura del pecho, en posición de rezo.
2. **La exaltación:** Inspire suavemente, levante los brazos con las palmas de las manos hacia arriba y arquee la espalda hacia atrás.
3. **La adoración:** Espire y flexione el cuerpo hacia delante sin doblar las rodillas, hasta tocar el suelo con las manos. Relaje la cabeza y el cuello.
4. **El saludo:** Inspire y deslice la pierna derecha hacia atrás, levante la cabeza al máximo apoyándola en la nuca.
5. **La sumisión:** Contenga la respiración y lleve el cuerpo hacia delante. Las manos siguen apoyadas en el suelo y las piernas a la misma altura. Relaje la cabeza y déjela caer entre los hombros. Contenga la respiración y levante las caderas hasta alcanzar la misma postura que en el movimiento 3. Las manos deben estar apoyadas en el suelo y las piernas a la misma altura. Relaje la cabeza y déjela caer entre los hombros.

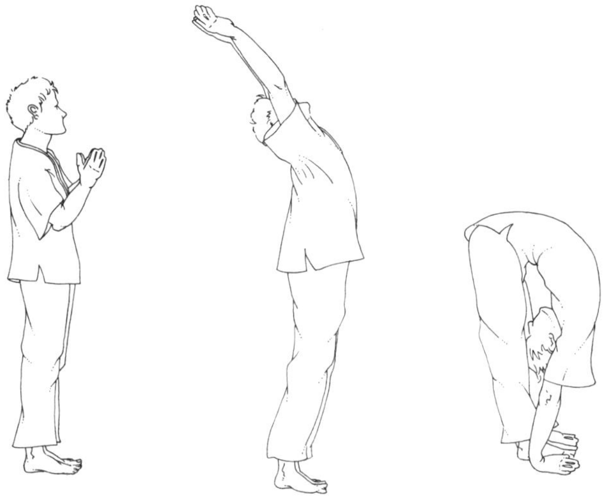

① ② ③

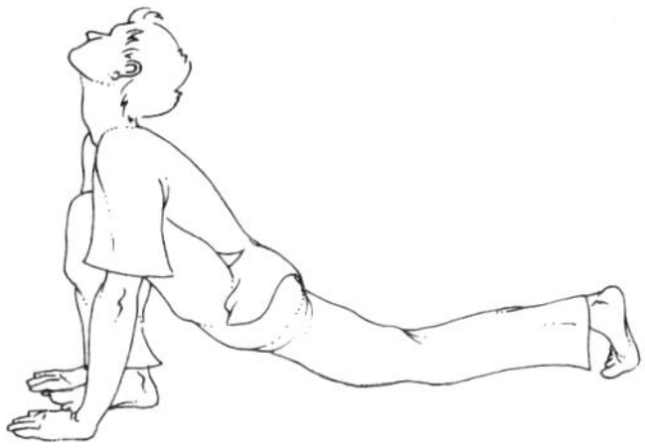

4

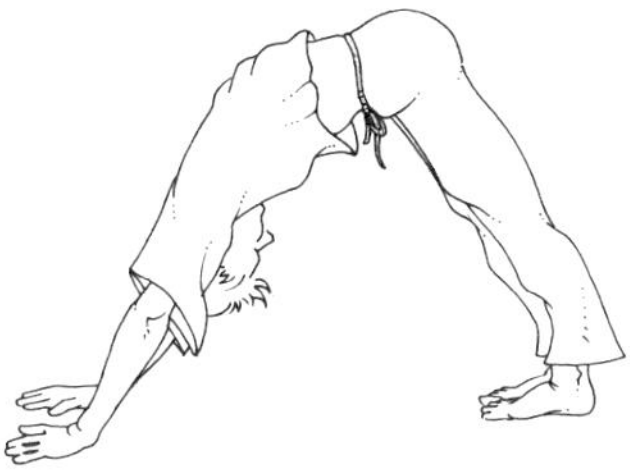

5

6. **El arrepentimiento:** Expulse el aire mientras se estira en el suelo, dejando caer todo el peso de su cuerpo en las manos. Apoye la frente, el pecho y las rodillas en el suelo, pero mantenga las nalgas levantadas.

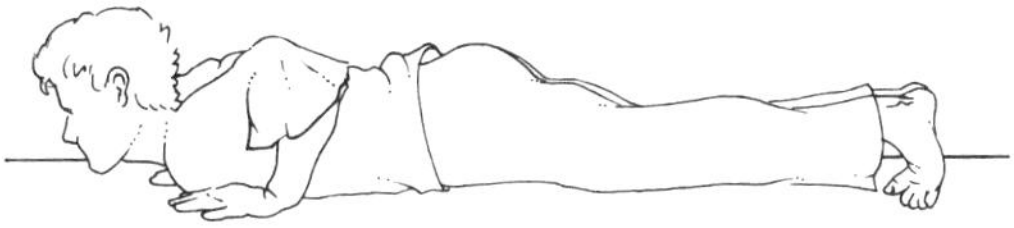

7. **La súplica:** Inspire mientras extiende los brazos y arquea la espalda levantando la cabeza. A continuación, deshaga el ejercicio volviendo a repetir cada uno de los pasos anteriores a la inversa.

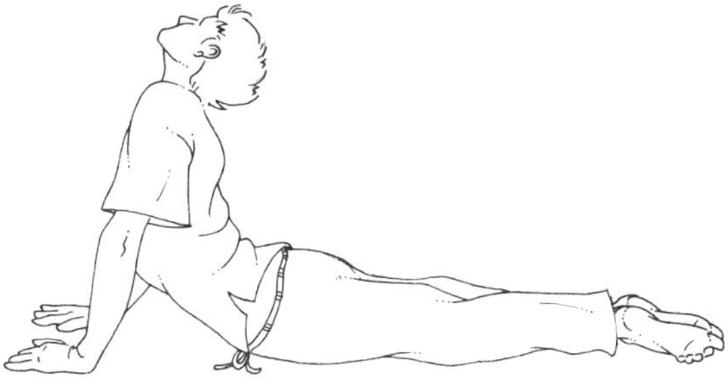

8. **El segundo saludo:** Inspire y deslice la pierna derecha hacia delante, como en el movimiento 4, levantando la cabeza al máximo y apoyándola en la nuca.

9. **La segunda adoración:** Espire y lleve la otra pierna hacia delante, con el tronco doblado y las manos tocando el suelo, como en el movimiento 3. Relaje la cabeza y el cuello.
10. **La segunda exaltación:** Inspire suavemente mientras levanta el torso. Extienda los brazos con las palmas de las manos hacia arriba y arquee la espalda hacia atrás, como en el movimiento 2.
11. **La segunda plegaria:** Expulsando el aire, regrese a la posición inicial, de forma que la columna esté recta, las rodillas y los pies unidos, y las palmas de las manos unidas a la altura del pecho, en posición de rezo, como en el movimiento 1.

LA POSTURA DE LA COBRA

Esta postura, también denominada *bhujangasana*, fortalece los músculos pectorales, así como los de la espalda y la columna vertebral.

1. Extiéndase en el suelo, boca abajo, con los brazos estirados a lo largo del cuerpo y las piernas juntas. A continuación, coloque las palmas de las manos sobre el suelo, en línea con los hombros y la frente apoyada en el suelo.

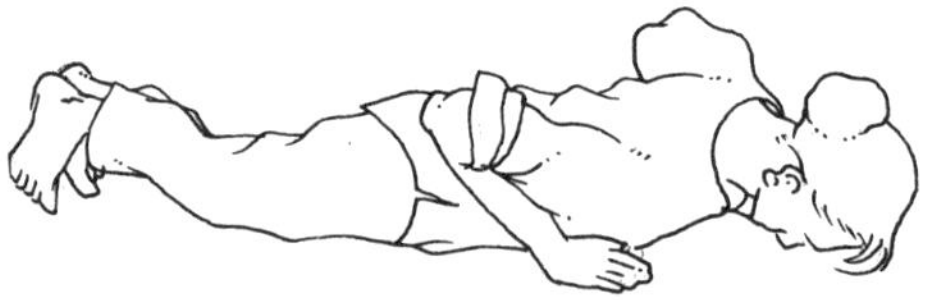

2. Apoyándose en las palmas, flexione el tronco hacia atrás, hasta que el estómago quede en el aire, pero el bajo vientre en el suelo. La cabeza debe permanecer erguida hacia atrás y las piernas juntas. Permanezca en esta posición unos segundos y, después, descienda poco a

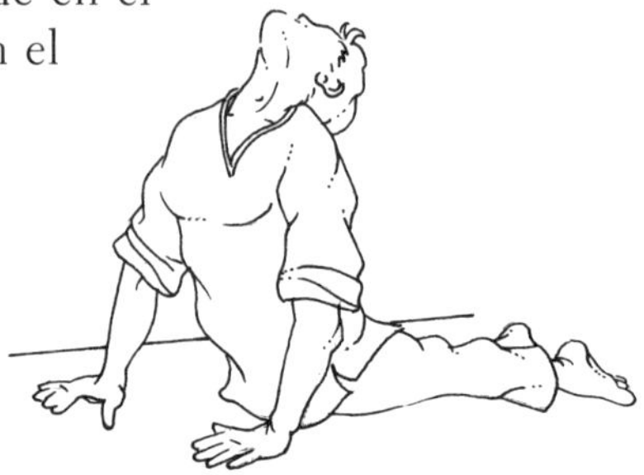

poco hasta la posición inicial. Recuerde que no debe forzar el estiramiento, sino arquear la espalda hasta donde llegue.

LA POSTURA DEL ARADO

La postura del arado o *halasana* tonifica el estómago y alivia la rigidez de los hombros, los codos y el lumbago. Adicionalmente, permite estirar al máximo la columna vertebral, fortaleciendo los músculos de la espalda, así como de los hombros y los brazos.

1. Tiéndase sobre la espalda con las piernas juntas y extendidas. Los brazos deben permanecer en el suelo a ambos lados del cuerpo. Mantenga los brazos rectos, con las palmas de las manos hacia abajo, presionando las manos contra el suelo, para elevar las piernas, las caderas y la espalda.
2. Apoye las manos en la cintura y eleve los pies más allá de la cabeza hasta apoyar los dedos de los mismos en el suelo. Si no alcanza el suelo, conserve la posición unos segundos.
3. Vuelva a colocar los brazos en el suelo y lleve los pies todo lo lejos que pueda. Regule la respiración y dirija la mente a la espina dorsal.

   Permanezca en esta posición unos segundos y regrese a la posición inicial muy lentamente.

1
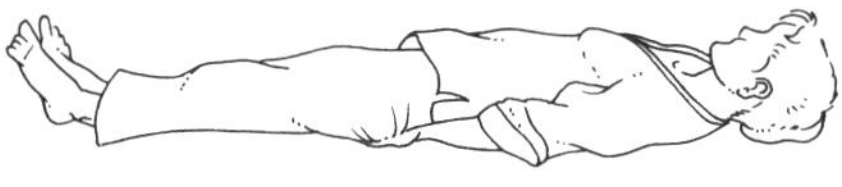

2
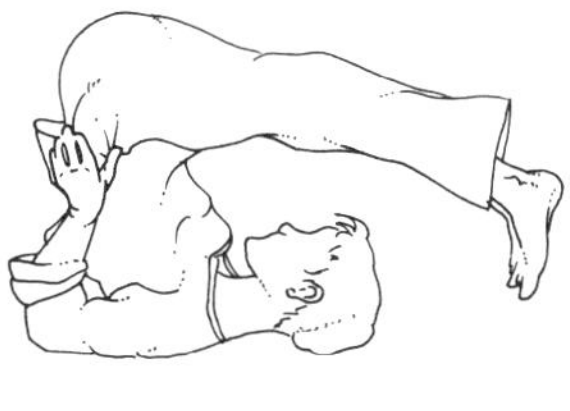

3
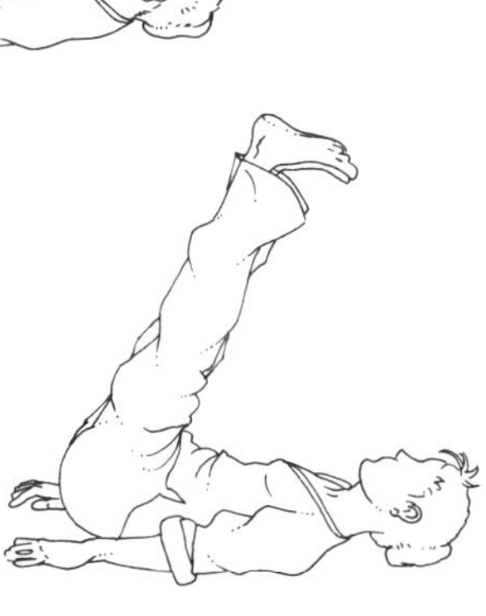

LA POSTURA DE LA VELA

Esta postura es también conocida como la postura sobre los hombros o *sarvangasana*. Es una de las más beneficiosas, actuando sobre el corazón, los pulmones, el riego sanguíneo, etcétera. Se considera que la práctica continuada de esta asana suaviza la hipertensión y el nerviosismo, combate los resfriados y trastornos nasales, así como el asma, la bronquitis y los trastornos menstruales.

1. Túmbese boca arriba, con los brazos estirados a ambos lados del cuerpo, las palmas apoyadas en el suelo y los pies juntos. Inspire y levante las piernas sin doblarlas.
2. Levante las caderas y todo el tronco tanto como pueda, hasta formar un ángulo de 45 grados con las piernas. Recuerde que la cabeza debe estar apoyada sobre el suelo, sin moverse.
3. Doble los brazos y apoye bien las manos en los riñones. Expulse el aire y aguante en esta posición unos segundos.
4. Continúe elevando las piernas e intente mantener el cuerpo lo más recto posible. Después, descienda las piernas con lentitud hasta volver a la posición inicial. Realice unas respiraciones profundas y repita este ejercicio varias veces.

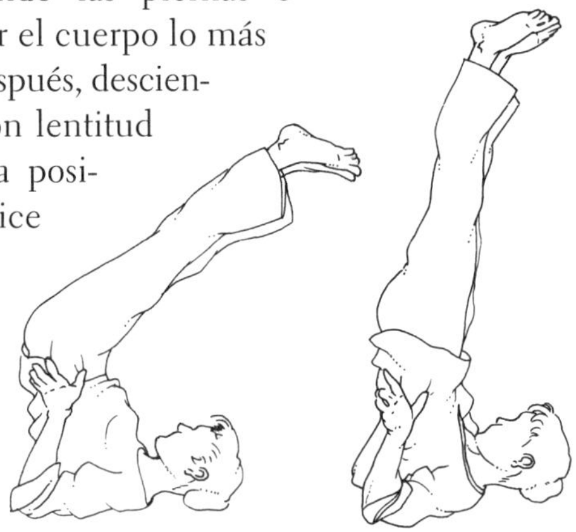

Tai Chi

En la actualidad, miles de personas practican el Tai Chi. Esta técnica consiste en una serie de movimientos lentos que sirven para fortalecer el organismo, relajar de una forma general el cuerpo, incrementar tanto la flexibilidad como la resistencia y la coordinación de movimientos, así como para estimular la circulación sanguínea y equilibrar el sistema nervioso, además de permitir relajar tanto la mente como las emociones. Por ello, resulta óptimo para aquellas personas que padecen estrés y tensiones, aunque también para aliviar todo tipo de trastornos y enfermedades (la hipertensión, el asma, la gastritis, el insomnio, las migrañas, el nerviosismo e incluso la depresión).

Los movimientos del Tai Chi se efectúan de forma lenta y continua, pudiendo ser realizados por personas de cualquier edad. Las posturas y las transiciones entre posturas están desarrolladas de tal forma que se contrae cada uno de los 710 músculos del cuerpo. Sin embargo, existen un gran número de series de movimientos, desde sólo 37, hasta alcanzar los 108 movimientos del Tai Chi clásico.

El nombre completo en chino es *Tai Chi Chuan*, que es normalmente traducido como «*boxear con un adversario imaginario*» o «*el esencial puño supremo*». El símbolo de este arte es el del Yin y el Yang, es decir, un círculo dividido en dos mitades. La parte oscura representa al *yin* y la clara, al *yang*. Dos puntos en ambas partes (blanco en la negra y negro en la blanca) indican que ambas contienen la semilla de la contraparte. Es el símbolo de la armonía en movimiento.

Yin y Yang. Según el taoísmo y la filosofía china, son las dos fuerzas opuestas que rigen el universo. Ambos principios forman la fuerza vital universal y de su unión surgen los cinco elementos que a su vez dan vida a todo lo existente, a la historia y al tiempo. El *yin* simboliza el principio femenino, la luna, el agua y las nubes. El *yang*, por su parte, se identifica con el principio masculino, el calor, la luz, la actividad, el color rojo y el sol. El *Yin* y el *Yang* se encuentran en diversas proporciones en todo cuanto existe en el universo, predominando siempre uno u otro sobre el contrario.

Un poco de historia. Durante el siglo V, el arte marcial de Shao-Lin se extendió desde la India hasta China, donde fue practicado en los monasterios taoístas. Posteriormente, este arte marcial fue convertido en el gran sistema del Tai Chi, que ha sufrido numerosos cambios a través de los siglos. En sus orígenes, fue practicado por los monjes tanto como un sistema de autodefensa, como por sus grandes beneficios para la salud.

Durante mucho tiempo, el Tai Chi fue practicado en China por un reducido número de familias, enseñándose casi de forma exclusiva de padres a hijos. La gran popularidad de este arte no se alcanzó hasta entrado el siglo XX, siendo entonces divulgado por un gran número de escuelas de todo el mundo.

El Tai Chi es una forma de meditación en movimiento que se basa tanto en las posturas del Hatha Yoga, así como en ciertas actitudes de los animales, por ello muchos de los movimientos reciben nombre de animales.

Existen cinco grandes estilos de Tai Chi, que llevan los nombres de quienes los desarrollaron, que son: Chen, Yang, Wu, Shin y Ng, cada uno con sus propios ejercicios y secuencias de movimiento. Todos ellos combinan la filosofía del budismo, del confucianismo y del taoísmo.

Cómo realizar los movimientos del Tai Chi. Antes de empezar los diferentes movimientos del Tai Chi, no necesitará comprar ninguna ropa en especial, como tampoco necesitará acudir a un lugar determinado o aprender chino. Será suficiente con llevar ropa ancha, ponerse unos zapatos flexibles o unos calcetines, y disponer de un espacio suficientemente amplio como para mover los brazos con plena libertad.

Tradicionalmente, esta técnica se ha practicado en parques y lugares al aire libre.

Por ello, le aconsejamos que, si no dispone de jardín o de un lugar tranquilo rodeado de naturaleza, elija una habitación en la que pueda estar cómodo y sin interrupciones. Es recomendable que dicha habitación esté ventilada. Si es posible, abra las ventanas y permita que entre aire fresco.

Es aconsejable que se practique cada día pues esto le ayudará a recordar todos los movimientos y progresar gradualmente, además de que se aliviarán mejor las tensiones. A diferencia de otros métodos, el Tai Chi no debe llevarse a cabo de forma rápida, sino que a medida que se adquiere una práctica, los ejercicios se realizarán de una forma cada vez más lenta y suave. Quizás al principio le resulte difícil, pero poco a poco descubrirá su propio ritmo y logrará relajar la mente mientras su cuerpo se encuentra en movimiento.

Recuerde que la base de esta técnica consiste en mantener un equilibrio entre los movimientos y las pausas, siendo esencial hacer unas respiraciones profundas y lentas tanto antes como al terminar las series de movimientos. Al completar la sesión de Tai Chi, no debe volver inmediatamente a la actividad normal, sino permanecer de pie, en la posición inicial, y relajarse mientras realiza varias respiraciones profundas. Regálese unos minutos para poder disfrutar del estado de sosiego y tranquilidad que han conseguido tanto sus músculos como su mente.

Le aconsejamos que no se imponga ninguna meta a alcanzar, sino que disfrute de cada ejercicio e intente concentrarse en sólo unos pocos hasta que no los domine por completo. Es muy importante que no se salte ninguna de las pausas entre los movimientos, pues éstas son parte del propio ejercicio.

Las series del Tai Chi. Dependiendo de los movimientos, algunas series se emplean para tonificar y relajar las principales articulaciones del cuerpo, mientras que otras ayudan a desarrollar un control muscular y la fuerza interna, o controlar el equilibrio y desarrollar el sentido de la quietud.

Cabe recordar que el Tai Chi es un sistema bastante complejo, pues requiere de un aprendizaje metódico y atento de cada uno de sus movimientos.

Por ello, en general se enseña sólo un movimiento cada vez, poniendo especial atención en una respiración adecuada y en realizarlo de forma lenta y fluida.

Aunque es aconsejable que busque un profesor, también puede seguir las series de movimientos de Tai Chi por sí mismo, empleando un tiempo para leer y experimentar los movimientos a realizar, y otro para repetirlos y corregirse si es necesario.

Aprenda un movimiento cada semana, dedicando el mismo tiempo para aprender cada uno de ellos. Al principio, la mente debe estar centrada en la propia realización de los movimientos. Piense que no debe llegar a ninguna meta, sino aprender los diferentes movimientos con mucha calma y constancia.

Antes de pasar a los movimientos siguientes, debe repetir los primeros hasta que se conviertan en automáticos. Piense que la repetición forma parte del Tai Chi y es necesaria para obtener unos óptimos resultados. Tenga paciencia y lleve a cabo los movimientos de una forma constante, pues esto le conducirá a la relajación. No ceda al impulso de aprender más rápido si los movimientos le resultan fáciles, o de abandonar si los encuentra difíciles.

Si sigue estas pautas, en breve podrá hacerlos de forma automática y dejándose llevar por su propio ritmo.

UNA TÉCNICA SENCILLA PARA EMPEZAR

Para familiarizarse con el Tai Chi, le aconsejamos que realice la siguiente serie, cuyos movimientos constituyen una parte de la primera técnica de relajación para todo el cuerpo, descrita en el capítulo de las técnicas para la relajación física. Esta serie resulta óptima para aquellas personas que nunca han realizado el Tai Chi.

Esta serie básica puede ser realizada en menos de diez minutos y constituye un primer nivel de los movimientos del Tai Chi. Aunque quizá le pueda parecer que los movimientos son más unos ejercicios básicos de gimnasia que propios del Tai Chi, constituyen la base para realizar de forma gradual las series de movimientos clásicos de esta técnica milenaria.

Además de resultar muy fáciles de aprender, mediante estos ejercicios podrá adquirir la práctica de realizar movimientos relajados y lentos, preparando así el camino para que pueda desarrollar de una forma más plena series más avanzadas de Tai Chi.

Lleve a cabo de forma lenta y fluida cada uno de los movimientos, siempre realizando una pausa entre un ejercicio y el siguiente. No debe olvidar realizar también una pausa antes de empezar y una vez haya finalizado toda la serie. Al principio, haga un solo ejercicio de cada movimiento. Cuando ya esté más familiarizado con la serie completa, puede repetir cada ejercicio varias veces.

Para realizar estos movimientos, debe permanecer de pie, con los pies mirando hacia delante separados ligeramente, de forma que la distancia entre ambos sea la misma que la distancia entre los hombros. Relaje los hombros y deje descansar los brazos a lo largo del cuerpo, con las manos sueltas. Por último, mantenga la cabeza derecha, mirando al frente. Es importante que la postura le resulte cómoda y le permita mantener relajadas las zonas del cuerpo mientras lleva a cabo los movimientos.

1. **Rotación de la cabeza:** Apoye las manos en la cintura, dejando caer los codos y relajando los hombros. Gire la cabeza muy lentamente en el sentido de las agujas del reloj (la cabeza debe moverse al principio hacia la derecha). Después, regrese a la posición inicial, haga una pausa para respirar profundamente y repita este ejercicio a la inversa, en sentido contrario a las agujas del reloj.
2. **Movimiento de hombros:** Con los brazos descansando a lo largo del cuerpo, inspire profundamente mientras contrae lentamente los dos hombros a la vez, levantándolos todo lo que pueda, de forma que la cabeza parezca hundirse en ellos, y sin tensar ni mover el resto del cuerpo. Realice una pausa de unos segundos y, después, expulse el aire mientras los deja caer despacio.

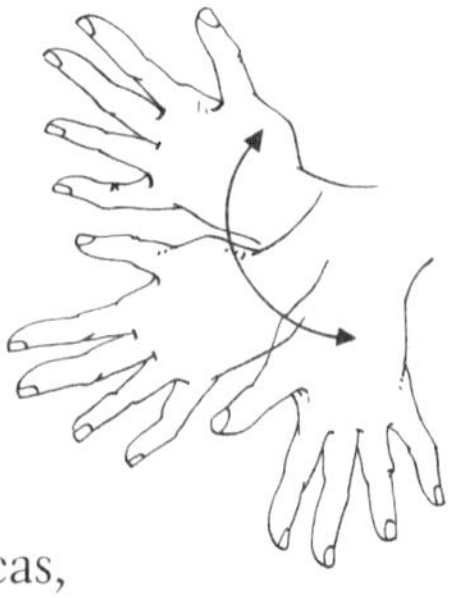

3. **Agitar las manos:** Alce las manos hasta situarlas delante del vientre, de forma que los brazos estén flexionados y asegurándose de que los hombros y el cuello permanecen relajados Agite las manos con soltura como si estuviesen mojadas y las sacudiera. Debe agitar las muñecas, permitiendo que los dedos continúen relajados. Después, baje las manos hasta la postura inicial y permanezca así unos segundos.
4. **Pintar la pared:** Inspire mientras levanta las manos hacia delante, imaginándose que son dos brochas con las que pinta una pared, hasta alcanzar la altura de la cabeza. El movimiento debe ser lento y las manos deben apuntar hacia abajo. Después, expulse el aire mientras baja las manos (con los dedos apuntando hacia arriba) hasta alcanzar la altura de la cintura. Regrese a la posición inicial y haga una pausa.

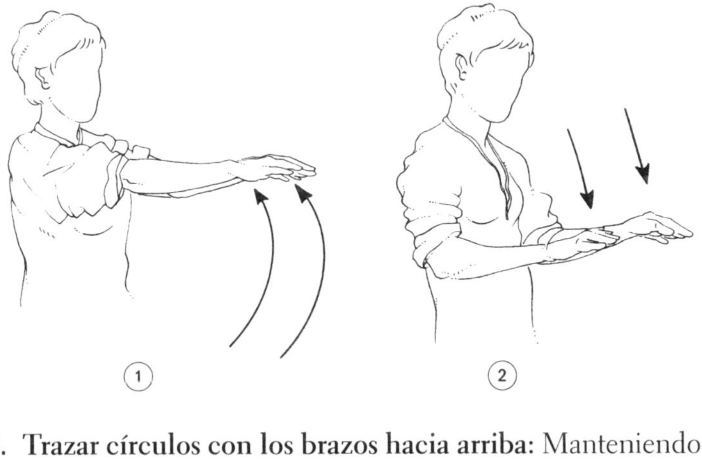

5. **Trazar círculos con los brazos hacia arriba:** Manteniendo los codos, las muñecas y los hombros relajados, inspire y levante los brazos hacia delante y hacia arriba. Los brazos

deben trazar dos círculos, de forma que una vez estén arriba, desciendan hacia los lados y permanezcan después relajados. Haga entonces una pausa de unos segundos.

6. **Trazar círculos con los brazos hacia abajo:** Realice el movimiento opuesto al ejercicio anterior, levantando los brazos hacia fuera y hacia los lados, hasta sobrepasar la altura de la cabeza y descendiendo hacia delante.
7. **Tocar un acordeón:** Levante las manos despacio hasta situarlas frente al pecho, con los brazos flexionados. Imagínese que se dispone a tocar un acordeón, inspire y mueva los brazos hacia fuera, como si abriese sus fuelles. Después, muévalos hacia dentro como si cerrara los fuelles, mientras expulsa el aire. Baje las manos, sitúelas a lo largo del cuerpo y haga una pausa.

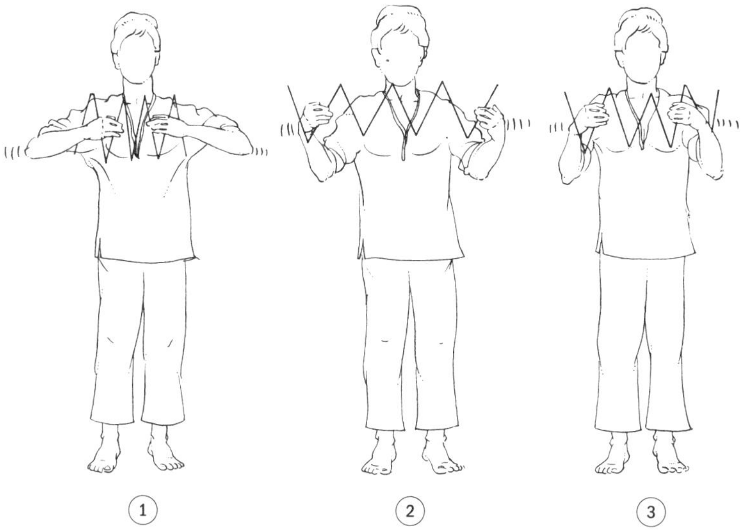

8. **Braza:** Levante las manos despacio hasta situarlas frente al pecho, con los brazos flexionados. Inspire y, mientras espira, extienda los brazos hacia delante imaginándose que está nadando en el agua. Después, separe los brazos y extiéndalos hacia delante y hacia los lados. Complete el movimien-

to de braza, volviendo las manos hasta el pecho, de nuevo con los brazos flexionados. Baje los brazos para que descansen a ambos lados del cuerpo y haga una pausa.

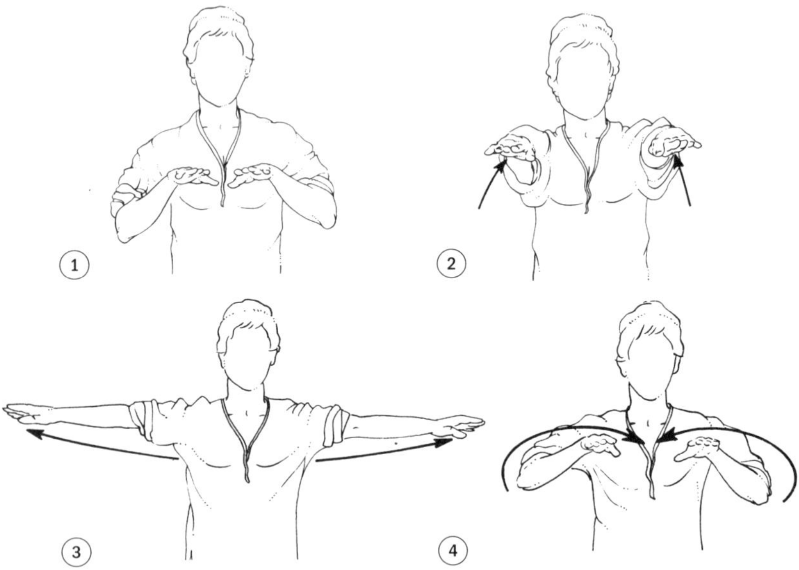

9. **Rotar la cadera:** Con las manos apoyadas en la cintura, mueva con suavidad las caderas en el sentido de las agujas del reloj (debe moverse primero hacia la derecha), formando un círculo amplio. Recuerde que las rodillas no deben doblarse y que la cabeza ha de permanecer erguida. Repita este ejercicio en el sentido contrario de las agujas del reloj.
10. **Doblar la espalda hacia delante:** Apoye las manos sobre los muslos, inspire y, a continuación, deje caer lentamente la parte superior del cuerpo mientras expulsa el aire, permitiendo que las manos se deslicen por las piernas. Descienda todo lo que pueda sin doblar las rodillas y manteniendo las manos en las piernas. Intente tocar los dedos de los pies, aunque sin forzar la postura, y sostenga esta posición unos segun-

dos. Levante la parte superior del cuerpo muy despacio, hasta adoptar la postura inicial. Haga una pausa.

11. **Doblar la espalda hacia atrás:** Apoye las manos en la región lumbar. Inspire profundamente y, mientras expulsa el aire, doble con suavidad la espalda hacia atrás, doblando también un poco las rodillas para equilibrar el peso. Regrese a la posición inicial y haga una pausa.
12. **Doblar la espalda hacia un lado:** Apoye de nuevo las manos sobre las caderas, haga una pausa e incline la espalda lentamente, primero hacia el lado derecho y después hacia el lado izquierdo. La cabeza debe seguir el movimiento de forma natural, evitando que el cuello se tense.
13. **Rotar la espalda:** Apoye las manos en las caderas, inspire profundamente y, mientras expulsa el aire, gire muy despacio el tronco y la cintura hacia la izquierda, manteniendo los pies en la misma posición. Una vez haya girado todo lo que pueda, alce la cabeza y mire hacia arriba, como si quisiera mirar hacia el sol por encima del hombro. Permanezca así unos segundos y regrese a la posición inicial mientras inspira de nuevo. Seguidamente, repita este ejercicio hacia el otro lado.
14. **Rotar las rodillas:** Junte las rodillas y dóblelas un poco. Baje las manos de forma que las puntas de los dedos rocen las rodillas, mientras mantiene la mirada fija en un punto que se encuentra a cierta distancia de usted. Trace círculos con ambas rodillas, primero en el sentido de las agujas del reloj y después en el sentido contrario. No tense el cuello ni la espalda e intente mantener las plantas de los pies firmes en el suelo. Regrese a la posición inicial, con el tronco recto y los brazos descansando a ambos costados, y haga una pausa.
15. **Rotar los tobillos:** Apoye las manos en las caderas y traspase su peso corporal al pie derecho. A continuación, levante el pie izquierdo unos centímetros del suelo y trace un círculo con el tobillo en el sentido contrario a las agujas del reloj (la punta del pie ha de girar primero hacia la izquierda). Realice este movimiento tres veces y después baje el

pie izquierdo, repartiendo el peso en ambas piernas. Descanse unos segundos. Repita este ejercicio, levantando el pie derecho del suelo y trazando un círculo en el sentido de las agujas del reloj (ha de girar primero hacia la derecha). Es decir, los círculos que se trazan con ambos pies siempre comienzan moviendo el pie en dirección hacia fuera. Regrese a la posición inicial, reparta el peso en ambas piernas y descanse unos segundos.

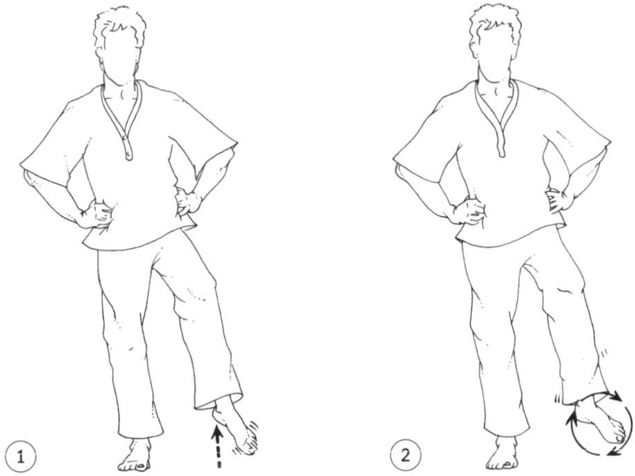

16. Sentarse: Por último, extienda lentamente los brazos hacia delante, hasta que queden a la altura del pecho. Descienda las nalgas lentamente todo lo que pueda, como si quisiera sentarse, y siempre manteniendo las plantas de los pies en el suelo. Tras permanecer en esta postura unos segundos, inspire de nuevo y levántese con suavidad. Al finalizar, relaje los brazos a ambos lados del cuerpo y haga una pausa.

17. Ponerse de puntillas: Apoye las manos en las caderas, inspire profundamente y, mientras expulsa el aire, levántese sobre las puntas de los pies, recordando que el cuello y los hombros deben estar completamente relajados. Mantenga esta posición hasta que haya expulsado todo el aire. Regrese a la posición inicial de forma muy lenta mientras inspira.

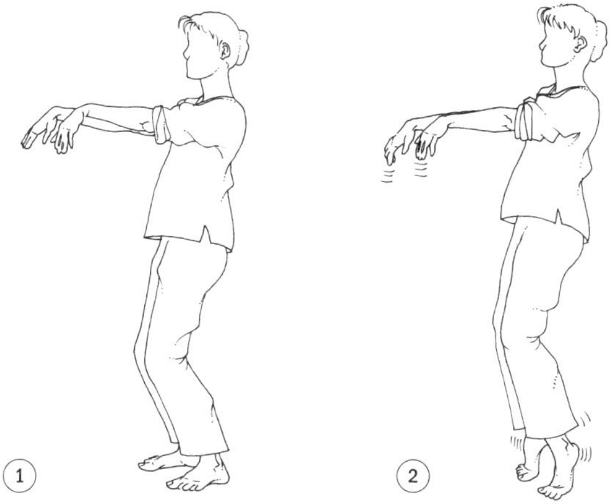

18. Levantar las rodillas: Apoye las manos en las caderas y traspase su peso corporal al pie derecho. Levante suavemente el pie izquierdo, procurando que la rodilla se encuentre a la misma altura que la cadera (o hasta donde pueda llegar con facilidad). Después de unos segundos, vuelva a bajarlo despacio y regrese a la posición inicial. Descanse unos segundos y repita el ejercicio con la otra rodilla, reposando el peso corporal sobre el pie izquierdo.

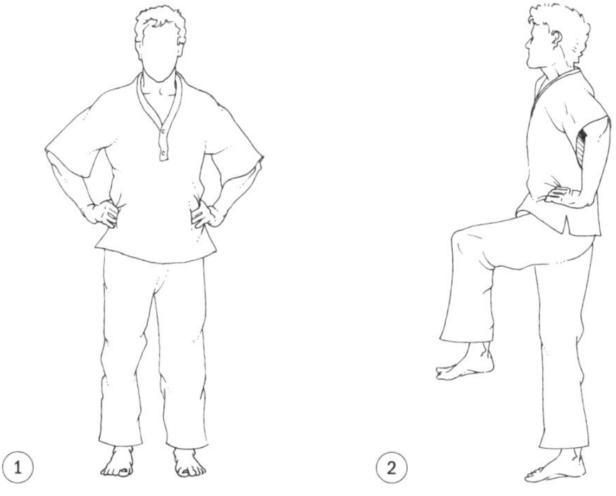

RECUERDE QUE

No olvide de que cada uno de los movimientos deben ser suaves, lentos y fluidos, sin hacer ningún esfuerzo. Si no puede ejecutarlos todos, elija sólo los más convenientes, pero no intente hacer rápidamente toda la serie. Recuerde que el Tai Chi es una meditación en movimiento, por lo que debe sosegar su mente y no tener prisa.

Por otra parte, no debe olvidar realizar una pausa entre uno y otro ejercicio, así como antes de empezar y una vez haya finalizado toda la serie.

PARA CONTINUAR

Si desea continuar con la práctica del Tai Chi y aprender nuevas técnicas o perfeccionar las aquí dispuestas, le recomendamos que acuda a alguno de los centros especializados o, de no ser posible, que consulte algunos de los numerosos libros que existen en el mercado sobre esta técnica milenaria.

Métodos alternativos

En este capítulo mostramos algunos de los variados métodos que también ayudan a obtener una relajación. Aunque muchos de ellos se superponen, le aconsejamos que elija el método más apropiado para usted, no basándose en un síntoma o estado concreto, sino en su propia personalidad y preferencias.

El entrenamiento autógeno

El entrenamiento autógeno es una técnica de control mental que consiste en una serie de ejercicios mentales sencillos (semejantes a la meditación) destinados a evitar la reacción de «lucha y huida». Mediante la sugestión, se consigue relajar distintas partes del cuerpo. El individuo toma conciencia de sus propias emociones y sentimientos, descargándolos así de una forma segura y satisfactoria, en lugar de reprimirlos.

Este término procede del griego y generalmente se traduce como «*surgir del interior*» o «*engendrarse a sí mismo*». En la actualidad, el entrenamiento autógeno es considerado una de las técnicas más eficaces desarrolladas en el mundo occidental para tratar el estrés. Sin embargo, no está indicada para todo tipo de personas, por lo que le aconsejamos que lo aprenda con un profesor calificado.

Existe un gran número de centros en los que podrá aprender esta técnica. La duración de los cursos puede ser de dos a ocho semanas, en sesiones de dos horas aproximadamente, tanto individuales como en grupos de seis a ocho personas. Durante estas sesiones, se practica las posiciones a realizar y se hacen ejercicios mentales sencillos que permiten conseguir un estado de concentración pasiva, pues el individuo se deja conducir por las órdenes del profesor. Los ejercicios van acompañados de una respiración adecuada que posibilita una mayor relajación. Una vez dominada la técnica, sólo necesitará unos minutos al día para llevar a cabo los ejercicios.

Las órdenes que se emplean están basadas en sensaciones fisiológicas, tales como la pesadez del propio cuerpo. El objetivo de las órdenes es que la persona pueda, a través de ciertas sensaciones corporales, eludir la conciencia y entrar en su subconsciente.

¿Para quiénes no se indican las técnicas del **entrenamiento autógeno?**

No es recomendable que se practique el entrenamiento autógeno en los siguientes casos:

- Aquellas personas que hayan sufrido una pérdida del conocimiento durante un prolongado período de tiempo.
- Las personas sometidas a un tratamiento de electrochoque.
- Inmediatamente después de haber sufrido un ataque al corazón.
- Las personas diabéticas que reciban un tratamiento con insulina.
- Las personas que padezcan un aumento de la presión en el interior del globo ocular (glaucoma).
- Los drogodependientes y los alcohólicos.
- Las personas epilépticas o que padezcan algún trastorno psicótico.

No debe pensar que obtendrá resultados el primer día, aunque sí en un breve plazo, pues en el entrenamiento autógeno se trabaja por etapas a través de diferentes niveles de sentimientos, emociones, memoria, etcétera. Al principio se comienza por las capas más superficiales y, gradualmente, se accede a niveles más profundos.

Antes de empezar. Los ejercicios no precisan de un lugar ni un momento del día concreto, sino que pueden practicarse siempre que la persona se encuentre motivada para ello, ya sea mientras camina, en el hogar o incluso en medio de una reunión o mientras conduce.

Antes de empezar los ejercicios del entrenamiento autógeno, deberá situarse en un lugar tranquilo y adoptar una postura relajada, asegurándose de que estará cómodo en todo momento. Ya sea sentado o estirado, el cuerpo debe permanecer relajado, sin crearle molestias, calambres o entumecimiento. Sin embargo, tampoco debe estar cómodo en exceso, pues podría quedarse dormido.

A continuación le mostramos la forma correcta de adoptar diferentes posturas:

SENTARSE EN UNA SILLA

Para adoptar esta postura, elija una silla de respaldo duro, en la que pueda apoyar la espalda hasta la mitad. Una vez sentado en ella, las piernas no deben colgar sueltas, sino que las plantas de los pies deben tocar el suelo. Deje descansar las manos suavemente en su regazo o sobre los brazos del sillón o silla y relaje las piernas, que deben estar ligeramente separadas entre ellas. De esta manera, la espalda permanecerá recta y la cabeza erguida.

ESTIRARSE

Túmbese de espaldas de forma que la columna vertebral esté recta. Las manos deben reposar a ambos lados del cuerpo, mientras que los hombros y el cuello deben estar completamente relajados. Separe las piernas unos centímetros y, si lo cree necesario, coloque un cojín bajo las rodillas o bajo la nuca.

Cuando se encuentre relajado en la posición que haya escogido y antes de comenzar el ejercicio propiamente dicho, debe recorrer el cuerpo con su mente, sintiendo desde los dedos de los pies hasta la cara, aunque sin detenerse en ninguna zona concreta.

Ejercicios básicos del entrenamiento autógeno. Ante todo, recuerde que es esencial realizar los ejercicios con regularidad. Practique cada uno de ellos durante una o dos semanas, hasta que adquiera una cierta confianza. No debe pasar al siguiente ejercicio hasta que crea que domina el ejercicio anterior. Mientras realiza el ejercicio, si los pensamientos le distraen, no intente rechazarlos. Deje que estas distracciones entren y salgan de su mente y centre toda su atención en el ejercicio. Sin embargo, si le incomoda alguna sensación o algún sentimiento, abandone el ejercicio.

Por otra parte, le aconsejamos que lea los ejercicios varias veces para comprender plenamente el sentido de las palabras que debe sugerirse a sí mismo. No necesita aprender las palabras de memoria. Sin embargo, si le resulta difícil seguir el ejercicio, grabe en una cinta los diferentes pasos, empleando sus propias palabras.

Por último, para finalizar los ejercicios de una forma correcta y relajada, estire los brazos y las piernas mientras realiza algunas respiraciones profundas y, finalmente, abra los ojos y levántese muy despacio.

EJERCICIO BÁSICO PARA INICIARSE EN EL ENTRENAMIENTO AUTÓGENO

Este sencillo ejercicio le ayudará a iniciarse en el entrenamiento autógeno e incrementará su capacidad de concentración, siendo óptimo para esos días que apenas dispone de tiempo o cuando padezca un malestar general.

Elija la posición y recorra el cuerpo con su mente, sintiendo desde los dedos de los pies hasta la cara, aunque sin quedarse en ninguna zona concreta. A continuación, sitúe su mente en el brazo dominante y repita varias veces la siguiente frase: «*Mi brazo derecho (o izquierdo) es muy pesado*». Sienta la pesadez del brazo y permanezca así unos minutos. Después cancele el ejercicio y realice toda la secuencia tres veces, aunque sin recorrer el cuerpo con la mente al iniciar cada uno de ellos.

En las sesiones siguientes, efectúe el ejercicio incluyendo ambos brazos, centrando su atención primero en la sensación de pesadez del brazo dominante y después del otro. Seguidamente, repita la siguiente frase: «*Mis brazos son muy pesados*». Concluya el ejercicio y lleve a cabo toda la secuencia tres veces, sin recorrer el cuerpo con la mente al iniciar cada uno de ellos.

Una vez haya realizado los pasos anteriores de forma satisfactoria, extienda la sensación de pesadez a las piernas, pronunciando siempre las frases relacionadas con cada una de las zonas: «*Mis brazos son muy pesados*», «*Mi pierna derecha es muy pesada*», «*Mi pierna izquierda es muy pesada*», «*Mis piernas son pesadas*», «*Mis brazos son muy pesados*», «*Mis brazos y mis piernas son muy pesados*». Concluya el ejercicio y ejecute toda la secuencia tres veces.

EJERCICIO PARA RELAJAR EL CUELLO Y LOS HOMBROS

Este ejercicio puede practicarse solo o como suplemento de ejercicios más completos. No necesita adoptar ningún tipo de postura para llevarlo a cabo, puede practicarlo siempre que desee, ya sea cerrando los ojos y relajándose durante unos minutos o simplemente repitiendo la frase «*Mi cuello y mis hombros son muy pesados*» mientras conduce, en el lugar de trabajo, por ejemplo.

Cierre los ojos y recorra el cuerpo con su mente, sintiendo desde los dedos de los pies hasta la cara, aunque sin quedarse en ninguna zona concreta. A continuación, sitúe su mente en el cuello y pronuncie varias veces la siguiente frase: «*Mi cuello es muy pesado*». Sienta la pesadez del cuello y permanezca así unos minutos.

Después, desplace su atención a los hombros y repita varias veces la siguiente frase: «*Mis hombros son muy pesados*». Concéntrese en la pesadez que invade la zona y repita la frase «*Mi cuello y mis hombros son muy pesados*». Para finalizar, cancele el ejercicio.

EJERCICIO DE RELAJACIÓN COMPLETA MEDIANTE EL ENTRENAMIENTO AUTÓGENO

Este ejercicio de relajación completa combina las técnicas del entrenamiento autógeno con las técnicas de relajación. Durante las primeras sesiones, dedique cinco minutos para completar todo el proceso. A medida que aumente su capacidad de concentración y adquiera confianza con el ejercicio, dedique entre diez y veinte minutos.

1. Elija la posición y recorra el cuerpo con su mente, sintiendo desde los dedos de los pies hasta la cara, aunque sin quedarse en ninguna zona concreta. Respire profundamente varias veces mientras repite la siguiente frase: «*Estoy relajado y en paz*».
2. Siga los pasos de los ejercicios anteriores para sentir la pesadez tanto de los brazos como de las piernas, así como del cuello y de los hombros, siempre repitiendo las frases correspondientes a cada zona. Después termine el ejercicio y practique toda la secuencia tres veces, aunque sin recorrer el cuerpo con la mente al iniciar cada uno de ellos.
3. En las sesiones posteriores, siga el mismo proceso descrito en el punto dos y, a continuación, sitúe su mente en el brazo dominante y repita varias veces la siguiente frase: «*Mi brazo derecho (o izquierdo) está caliente*». Mientras pronuncia interiormente cada frase, visualice el brazo, sintiendo cómo es invadido por una calidez cada vez

mayor. Permanezca así unos segundos y, después, centre la atención en el otro brazo, repitiendo varias veces «*Mi brazo izquierdo (o derecho) está caliente*». Seguidamente, sienta la calidez de ambos brazos y repita la frase «*Mis brazos están calientes*». Repita la operación con las piernas, el cuello y los hombros, pronunciando las siguientes frases: «*Mi pierna derecha está caliente*», «*Mi pierna izquierda está cliente*», «*Mis piernas están calientes*», «*Mis brazos y mis piernas están calientes*», «*Mi cuello está caliente*», «*Mis hombros están calientes*», «*Mi cuello y mis hombros están calientes*». Si eso le ayuda, imagínese el sol calentando primero los brazos, después las piernas, etcétera. Recuerde que debe hacer una pausa después de cada autosugestión, de forma que pueda relajar tanto su mente como los músculos.

4. Para finalizar, repita tres veces la frase «*Estoy despierto, estimulado y en paz*» y concluya el ejercicio.

Técnica Alexander

La técnica llamada Alexander, surgió hace casi cien años y se convirtió rápidamente en una terapia muy popular, pues está indicada para todo tipo de personas. Actualmente, se incluye en los programas de formación de actores y es también empleada por profesionales del mundo de la música. Su creador, Frederick Alexander, sostenía que la mayoría de los problemas causados por las posturas incorrectas proceden de una mala alineación de la cabeza con la columna vertebral. La posición de la cabeza y del cuello es el factor principal para coordinar la posición del resto del cuerpo, lo que él llamó «control primario».

Según la técnica Alexander, debemos mover el cuerpo con el máximo equilibrio y coordinación de todas sus partes, de forma que sólo se emplee un mínimo esfuerzo. Así, los músculos conservarán su flexibilidad y elasticidad, y tanto las articulaciones como los tendones y los ligamentos no sufrirán una tensión excesiva.

Para corregir el gran número de posturas incorrectas que adoptamos es necesario tomar conciencia de éstas. Por ello, la base de esta técnica es hacer que las personas sean conscientes de las posturas que adoptan a lo largo del día, pues las posturas incorrectas provocan rigidez en la columna vertebral. Una vez estas zonas se liberan de toda tensión, tanto los pulmones como los demás órganos del cuerpo se ven beneficiados y se relajan. Por el contrario, cuando se adopta una postura encorvada y poco natural, los pulmones se comprimen y el organismo no obtiene el oxígeno que necesita para rendir al máximo de sus posibilidades.

La técnica Alexander muestra posturas para que el cuerpo vuelva a su posición correcta, reeducando el cuerpo y la mente. Los instructores de esta técnica trabajan con los alumnos uno a uno, enseñando cómo utilizar de un modo más natural el cuerpo. Los tres pasos básicos de su aprendizaje son la liberación del gesto, la reeducación de los sentidos y el conocimiento de nuestra sensibilidad interna y orgánica. Unas pocas sesiones bastan para mejorar las posturas erróneas más importantes y así evitar considerablemente las tensiones musculares, equilibrando el peso y la postura en función de lo que se haga en cada momento, proporcionando una mayor energía para desarrollar el trabajo diario.

VISUALIZACIÓN ALEXANDER PARA MANTENER LA COLUMNA VERTEBRAL RECTA

Siéntese en una silla de respaldo recto, de forma que se encuentre cómodo y relajado, o manténgase de pie, con las piernas ligeramente abiertas y los brazos descansando a lo largo del cuerpo. Realice unas respiraciones profundas e imagine que de su cabeza surge una cuerda con un globo hinchado en el otro extremo. Este globo tira de usted hacia arriba, mientras que un plomo sirve de contrapeso en la base de la columna vertebral. Sienta las dos fuerzas opuestas, notando como se estira la columna vertebral y, de forma inconsciente, adoptará una postura más erguida. Intente recordar este ejercicio siempre que se encuentre en el trabajo o en una situación de exigencia, por ejemplo.

POSICIÓN ALEXANDER PARA RELAJARSE

Esta postura es óptima para eliminar la tensión acumulada tanto en el cuello como a lo largo de la columna. Para ello, túmbese en el suelo boca arriba, con dos o tres libros no muy gruesos bajo la cabeza (o un cojín). Las piernas deben estar flexionadas y las rodillas un poco separadas (de forma que se encuentren paralelas a las caderas), eliminando así toda la tensión de la parte inferior de la espalda, mientras que la columna debe descansar completamente horizontal sobre el suelo. Apoye las manos sobre los huesos de la cadera, con los codos hacia fuera dispuestos en ángulo con el suelo. Descanse en esta posición todo el tiempo que necesite. Al levantarse, notará que sus energías se han renovado y que el cuerpo se encuentra relajado y sin rigidez.

Biofeedback

El *biofeedback* es un método para medir el nivel de relajación, pues permite controlar los procesos que normalmente sólo regula el sistema nervioso autónomo. Para ello, se emplea un equipo eléctrico específico que permite medir con mucha precisión las fluctuaciones de las funciones biológicas principales, como la actividad cerebral, los cambios en la temperatura de los dedos, la resistencia de la piel, la tensión muscular, la presión sanguínea, entre otros, puesto que estos elementos indican el grado de tensión o de relajación. Es decir, mediante estos instrumentos se puede conocer qué órganos de nuestro sistema nervioso no están relajados.

El término *biofeedback*, surgido en 1969, significa reaprovechar la información del cuerpo para que éste pueda aprender acerca de sí mismo y controlar sus procesos internos. Ya en la década de 1940 no sólo se crearon ciertos instrumentos que permitían a las personas disponer de una información clara sobre los procesos internos de su organismo, sino que también se descubrió que estos procesos podían ser alterados cuando se disponía de la información necesaria. Desde entonces, el método *biofeedback* se ha desarrollado progresivamente y, en la actualidad, se emplea para ayudar en el tratamiento de dolores crónicos, trastornos de sueño o de la atención, así como para reducir las depresiones o las ansiedades. Las investigaciones demuestran que aquellas personas que sufren estrés pueden controlar mediante esta técnica la producción de la hormona del estrés.

Aunque existen diferentes aparatos para medir ciertos procesos internos concretos, como la temperatura, el pulso o la actividad cerebral, éstos sólo ofrecen una información parcial, que en la mayoría de los casos no es suficiente para conseguir una total relajación. La principal característica de los instrumentos de *biofeedback* es su capacidad de aportar información sobre procesos corporales que no pueden ser medidos de otra manera. Cualquier cambio interno es traducido por dichos instrumentos en una señal externa, ya sea un sonido, una luz parpadeante o una lectura.

Para llevar a cabo una sesión de *biofeedback* es necesario acudir a un técnico especializado para que nos conecte a los instrumentos de control y para que nos enseñe a interpretar la información que ofrecen los monitores. Es necesaria esta asistencia en los primeros pasos del tratamiento. En la mayoría de los casos son necesarias diez sesiones como mínimo para obtener los beneficios buscados.

Masajes

El objetivo del masaje terapéutico es devolver al cuerpo la salud y el equilibrio, eliminando la tensión muscular y el cansancio. Un masaje adecuado aporta una relajación y tonificación de los músculos, aunque también posee los siguientes efectos: aumenta el riego sanguíneo, favoreciendo la circulación linfática y aportando una mayor elasticidad a los músculos; mejora la tonalidad cutánea y nivela la temperatura del cuerpo; relaja y tonifica el sistema nervioso; estimula la producción de endorfinas, por lo que tiene un efecto antiinflamatorio; reduce el estrés y el nivel de ansiedad. Los masajes, además de estimular el sentido del tacto, también ayudan a prevenir eventuales debilidades y lesiones físicas.

Los masajes se pueden llevar a cabo con o sin cremas o aceites esenciales. Estos productos además de suavizar la zona proporcionan efectos terapéuticos (*véase* aromaterapia, página 125).

Existe un gran número de técnicas diferentes de masajes, cada uno con sus características específicas, como el masaje deportivo, el masaje tonificante, el masaje estético o el sexual. Aquí describimos las principales técnicas existentes para obtener un alto grado de relajación.

Rolfing. El *rolfing* es una técnica que consiste en masajear violentamente (empleando tanto los dedos, como los nudillos y los codos) la piel y los músculos, de forma que las tensiones desaparezcan, siendo especialmente utilizados por los atletas que sufren algún tipo de lesión, así como por personas con problemas de postura.

El *rolfing* parte de la idea de que el cuerpo retiene en el tejido conectivo que rodea los músculos (denominado *fascia*) un recuerdo tanto de los traumas físicos como de los emocionales. Cuando existe un traumatismo este tejido se acorta y endurece, por lo que el resto del cuerpo tiene que compensar la nueva postura. A medida que se suceden las lesiones nuevas, el cuerpo se inclina cada vez más para recuperar el equilibrio. Esta acción es la causante de que se produzca una mayor distorsión. Por ello, el rolfing estimula los músculos para que los tejidos conectivos de todo el cuerpo recuperen su longitud original.

Shiatshu. El shiatsu o «*presión de los dedos*» es una antigua terapia japonesa que combina las técnicas tradicionales del masaje oriental con los principios de la acupuntura china y la medicina tradicional china, para corregir mediante masajes el flujo de energía del cuerpo. Es decir, mediante la presión de los dedos pulgares y las palmas de las manos sobre determinadas zonas del cuerpo, puede restaurar el equilibrio entre el cuerpo y la mente, ayudando al individuo a recobrar o conservar la salud.

Las propiedades terapéuticas del shiatsu son muy diversas: refuerza el sistema inmunitario, equilibra el sistema nervioso, mejora el metabolismo y alivia ciertas enfermedades como el estrés o las molestias localizadas. A diferencia de otras técnicas, este método no combate los diferentes síntomas, sino que actúa sobre el origen de la enfermedad, estimulando la capacidad de autocuración del propio organismo.

Además de los beneficios arriba citados, el shiatsu es óptimo para las personas muy ocupadas, pues permita una renovación de la energía vital, aumenta el rendimiento físico e intelectual y proporciona un gran bienestar. En la actualidad, existen centros especializados en casi todo el mundo.

Reflexología. La reflexología es un tipo de masaje que, al igual que la acupresión, utiliza la presión de los dedos para estimular o calmar el flujo de la energía vital. Esta técnica tiene sus orígenes en la medicina china de la Antigüedad, existiendo indicios de que también fue empleada en Japón, la India y Egipto.

La reflexología considera que mediante una presión en ciertos puntos del pie se puede actuar sobre todo el organismo, pues estos puntos se corresponden con distintas partes y órganos del cuerpo.

De hecho, en el pie existen más de 7.000 terminaciones nerviosas que se encuentran conectadas con todas las zonas del organismo. Durante el tratamiento de reflexología, se estimulan estos puntos para favorecer la eliminación de los bloqueos en los canales neurales (desde la médula espinal, hasta los órganos, los músculos y el cerebro) y para incrementar la circulación de la energía vital, restableciendo así el equilibrio tanto físico como mental. El tratamiento completo de reflexología permite tonificar el cuerpo, mejorar la circulación sanguínea, estimular los propios procesos curativos del cuerpo y, además, proporciona un estado general de bienestar, siendo empleado para el tratamiento de afecciones específicas o del malestar generalizado.

La reflexología es un tratamiento óptimo para combatir el estrés y la ansiedad, pues renueva la energía del organismo y proporciona una relajación profunda, así como una gran sensación de sosiego y bienestar.

Por ello, está especialmente indicada para aquellas personas que se encuentran sometidas a una gran tensión.

Por otra parte, la energía vital (denominada *qi*) fluye por todo el cuerpo siguiendo unas líneas o meridianos, cada una de las cuales se corresponde con un órgano importante. Igual que sucede con los puntos localizados en los pies, si existe un bloqueo en alguna de las líneas, la energía de la persona se verá afectada, provocando dolores musculares, estrés o fatiga.

El terapeuta de reflexología utiliza toda la mano y en especial los pulgares para ejercer una presión en ambos pies. Mediante este procedimiento, el terapeuta puede determinar las zonas del cuerpo que sufren algún trastorno, pues el sujeto que recibe el masaje sentirá molestias en los puntos que se correspondan con dichas zonas afectadas.

Presionando sobre éstas, se liberará la energía contenida, de forma que pueda circular de forma correcta por el organismo, proporcionando una sensación de alivio y relajación corporal y mental.

Bastarán cuarenta minutos de reflexología para conseguir un estado de relajación equivalente al obtenido tras una sesión de una hora de masaje corporal.

MASAJE PODAL PARA ESTIMULAR LA RELAJACIÓN

Aunque es aconsejable acudir a un especialista, siempre que se encuentre tenso puede llevar a cabo un sencillo automasaje en la planta de los pies.

Para ello, le recomendamos que utilice un rodillo energético. Su superficie nudosa y erizada actuará sobre los puntos de presión y liberará las tensiones acumuladas. Cinco o diez minutos serán suficientes para sentir de inmediato sus efectos gratificantes tan positivos.

También puede aplicar el rodillo para aliviar la tensión de otras zonas, como la espalda, la cara o los muslos. Además de ser un procedimiento de fácil aplicación y bajo coste, su reducido tamaño le permite utilizarlo en cualquier momento.

Acupresión. La acupresión es una terapia china parecida a la acupuntura o a la reflexología, en la que se utiliza la presión de los dedos sobre determinados puntos de la piel para desbloquear el flujo de la energía vital (llamada *qi*) y lograr que desaparezca el estrés y la tensión. Por ello, esta técnica resulta óptima para las personas muy ocupadas y con problemas de estrés, pues no sólo liberará las tensiones, sino que ayudará a conseguir una profunda relajación física y mental.

Centrada en la zona de la cara y de la cabeza, la acupresión es especialmente recomendable para aquellas personas que padezcan cansancio, neuralgia, migraña, jaquecas, tensiones oculares, sinusitis, dolor de muelas y catarro.

Asimismo, si se ejerce una presión sobre el punto situado entre las cejas, se puede aliviar las molestias oculares, así como los mareos, las tensiones musculares en las pantorrillas y los trastornos digestivos. Por su parte, los puntos del labio superior controlan los estornudos, mientras que los puntos de la barbilla combaten los trastornos que derivan de la menopausia.

NUESTRO CONSEJO

Si padece náuseas debido a una gran tensión, presione firmemente con el pulgar entre los dos huesos de la cara interna del antebrazo, a la altura del pliegue de la cintura. Mantenga el pulgar en este punto durante un minuto y después pase al otro brazo.

Si sufre dolores de cabeza debido a la tensión, realice un masaje en el puente entre el pulgar y el primer dedo. Utilice cualquier dedo de la otra mano para presionar tan cerca como pueda el punto donde los dos huesos se encuentran. Lleve a cabo este masaje durante un minuto y repítalo sobre la otra mano.

Si sufre un mareo o náuseas, presione con el dedo índice el punto que se encuentra encima del labio superior y justo debajo del tabique nasal.

El automasaje. El automasaje es una práctica sencilla que no requiere de ningún especialista y mediante la que podrá relajarse fácilmente. Esta técnica tampoco requiere de ningún lugar concreto, sino que se puede practicar tanto en el lugar de trabajo como en el hogar, ya sea estirado o sentado en una silla. Le recomendamos que siempre que se encuentre en una situación de estrés o que sienta alguna tensión localizada, realice un masaje sobre esa zona en particular, pudiendo combinarlo con algunos estiramientos y una respiración profunda y natural. En breve notará los efectos positivos de esta técnica milenaria.

Aunque existen diferentes accesorios para estimular el masaje, la herramienta principal son nuestras propias manos. Por ello conviene ejercitarlas antes de masajear el resto del cuerpo. Si no dispone del tiempo suficiente, bastará un breve estiramiento de los dedos y de las palmas. Por el contrario, le aconsejamos que siempre que pueda realice alguno de los siguientes ejercicios:

- Mueva las manos en todos los sentidos, manteniendo la muñeca suelta y los dedos relajados.

- Presione las yemas de los dedos con fuerza y después relaje los dedos.
- Con los dedos entrecruzados, extienda las palmas hacia delante.
- Apoye la mano derecha en la base de los dedos de la mano izquierda, estirando hacia atrás todos los dedos juntos de la otra.
- Para ejercitar el dedo pulgar, cierre todos los dedos (a excepción de éste, que deberá estar extendido) y apoye el pulgar con suavidad sobre cada una de las uñas, comenzando por tocar el dedo meñique.
- Antes de comenzar el masaje, friccione las manos sobre los brazos.

A continuación relacionamos una serie de automasajes rápidos que usted mismo podrá realizar en menos de cinco minutos y mediante los cuales podrá activar su cuerpo, renovando su energía y flexibilidad, además de incidir en las zonas del cuerpo que sufren dolencias.

Asimismo, el masaje proporciona una sensación muy agradable, pues estimula el sentido del tacto. Adopte una postura en la que se encuentre cómodo y relajado y cierre los ojos.

AUTOMASAJE PARA ALIVIAR LOS DOLORES DE CABEZA

Presione suavemente la sien con ambas manos, describiendo círculos pequeños, primero en un sentido y después en el otro. Mueva las manos hacia atrás, dirigiendo los círculos hacia la base del cráneo. A continuación y sin dejar de hacer círculos, regrese a las sienes y finalice en la frente.

AUTOMASAJE PARA RELAJAR EL CUELLO

Realice unos estiramientos del cuello, moviendo la cabeza hacia un lado y después hacia el otro, o rotándola lentamente. Seguidamente, apoye las palmas de las manos a ambos lados de las vértebras cervicales, ejerciendo una ligera presión con las yemas de los dedos. Deslice los dedos de arriba hacia abajo. A continuación, trace círculos sobre la base del cráneo.

AUTOMASAJE PARA RELAJAR LA ESPALDA

Permanezca con la espalda erguida, ya se encuentre sentado o de pie. Sitúe las manos en la espalda tan alto como pueda, de forma que los dedos se encuentren a la altura del pecho y los pulgares detrás. Baje las manos mientras ejerce una presión sobre la zona, amasando tanto la zona anterior como la posterior con las yemas de los dedos. Cuando deba pasar muchas horas sentado, este sencillo ejercicio le aportará un gran alivio y liberará la tensión de la zona.

Aromaterapia

La aromaterapia es un tipo de tratamiento que emplea aceites esenciales de plantas medicinales con fines terapéuticos. Estos aceites no sólo tienen un efecto curativo sobre diversas molestias y trastornos, sino que también relajan la mente y el cuerpo, pudiendo ser aplicados directamente sobre la piel, masajeando la zona, o en compresas, diluidos en el agua del baño, inhalados o vaporizados. Por otra parte, cada vez más son las personas que recurren a la aromaterapia o compran velas con olor para conseguir un ambiente relajante en sus hogares o en el lugar de trabajo.

La aromaterapia es una técnica que suele estar muy ligada tanto a la musicoterapia, pues la música incrementa la percepción de los beneficios de los aceites, como a la hidroterapia, pues los diferentes aromas se ven potenciados con el agua caliente y el vapor, penetrando así con una mayor facilidad en los pulmones.

Los aceites esenciales son sustancias volátiles, es decir, se evaporan con facilidad, y proceden de los frutos, de las flores, pero también de la corteza, raíz y tronco de los árboles. En la aromaterapia se emplea la esencia de la planta, es decir, lo que da a la flor o planta sus características únicas de aroma, color o forma. Al inhalarlos, se desprenden unas moléculas que son percibidas por la mucosa nasal, la cual actúa como receptora y emite una señal que va directamente al cerebro. Por otra parte, cuando frotamos la piel con un aceite esencial, los poros permiten su paso hacia los vasos capilares, los cuales distribuirán las moléculas por todo el cuerpo.

Uno de los métodos más sencillos de aromaterapia es añadir unas gotas de aceite esencial en el agua y disfrutar de un baño relajante. Cuando inhalamos los vapores de dicho aceite esencial, sus propiedades curativas penetran en el organismo, a través de la nariz, proporcionando un efecto reparador y favoreciendo el sueño y la relajación. Los aceites que puede emplear para este baño aromático son los de lavanda, manzanilla, mejorana, esclarea, rosa, palo de rosa, sándalo, pachulí y melisa, entre otros. Puede utilizarlos solos o en combinación, pero sin sobrepasar las ocho gotas de aceite pues –a pesar de que están elaborados con sustancias naturales (flores, cortezas o hierbas)–, en exceso pueden provocar una irritación de la piel.

Existe una infinidad de aromas compuestos por diferentes tipos de plantas y cada uno de ellos se emplea para un tratamiento diferente, según las características propias. Algunas de las hierbas relajantes del sistema nervioso son el muérdago, el romero, la flor de san Juan, la valeriana, la manzanilla, el hisopo, el espliego, la lima en flor, el espino negro y la amapola de California, entre muchos otros. Puede encontrar la mayoría de estas plantas en herbolarios y tiendas de productos naturales.

Aunque puede utilizar los aceites esenciales en su hogar, los tratamientos de aromaterapia combinan los efectos benéficos de los masajes con los de los aceites esenciales, empleando ambos para restablecer el equilibrio del organismo, así como para curar trastornos específicos, estimular la capacidad de autocuración del propio cuerpo y crear una sensación general de sosiego y bienestar.

La aromaterapia es un tratamiento holístico lo que significa que se tiene en cuenta todo lo que rodea a la persona en cuestión. Por ello, antes de iniciar la primera sesión, se reúnen tanto los detalles relativos a los hábitos, como la dieta, las responsabilidades cotidianas y un breve historial médico. Muchas personas aseguran que los efectos relajantes de la sesión de aromaterapia, continúan sintiéndose varios días después.

Ejemplos de utilización de aceites esenciales

- Los masajes o baños con aceite de manzanilla reducen la irritabilidad.
- Las inhalaciones de aceite de mejorana resultan especialmente benéficas para aquellas personas que padecen dificultades respiratorias, pues su acción proporciona calor, a la vez que es analgésica y reconfortante, constituyendo también un buen remedio para el insomnio.
- La lavanda se ha utilizado tradicionalmente para curar cortes y quemaduras o como analgésico, siendo también uno de los remedios más empleados para combatir el estrés y ayudar a la relajación, por sus propiedades curativas.
- En baño o masaje, los aceites de lavanda, mejorana y azahar combaten la ansiedad, el insomnio y el estrés.
- Los aceites de menta, eucalipto y romero, aplicados mediante un masaje sobre la piel, alivian los dolores musculares. Por otra parte, puede utilizar el aceite de menta y de lavanda para combatir el dolor de cabeza.
- Ya desde la Antigüedad, el aceite de incienso se ha empleado por sus propiedades relajantes. Quemar aceite de incienso hace que la respiración sea más lenta y profunda, favoreciendo la relación y la meditación. Además, aplicado sobre la piel, es eficaz para el cuidado de la misma y ayuda a reducir las arrugas.

Hidroterapia

La hidroterapia es un método con el que se pueden tratar ciertas enfermedades gracias a las propiedades terapéuticas del agua, ya sea a través de duchas, baños, abluciones, aplicaciones locales o ingiriéndola. Una aplicación brusca de agua caliente o fría, provoca en el organismo una reacción vasoconstrictora, durante la cual desaparece parte de la sangre de la superficie cutánea, se incrementa la presión arterial y se aceleran tanto el ritmo cardíaco como la respiración. Este paso va seguido inmediatamente de una reacción vasodilatadora, por lo que se reactiva la circulación de la sangre y se alivia el esfuerzo del corazón.

Mediante la hidroterapia se acelera el recambio orgánico y se favorece tanto la secreción urinaria como las secreciones en general. Sin embargo, no es recomendable para aquellas personas que padecen del corazón o de hipertensión, pues la presión sanguínea se aumenta temporalmente.

Ya en la Antigüedad se utilizaron las propiedades terapéuticas del agua tanto entre los hebreos, como entre los egipcios, griegos y romanos. Durante la Edad Media, la civilización árabe empleó las propiedades medicinales de determinadas aguas. No obstante, la llamada hidroterapia no surgió hasta la época moderna, siendo Winternitz considerado el padre de esta técnica.

Como método para ayudar a la relajación, la hidroterapia favorece la eliminación a través de los poros de la piel de todas las toxinas sobrantes, además de aumentar la oxigenación de la sangre a través de la piel y, por ello, ayudar a disminuir el estrés. Mediante el agua, también se pueden eliminar las tensiones acumuladas en el organismo.

Algunos de los procedimientos más empleados en hidroterapia son los siguientes:

- **Baño entero de agua fría:** Este baño relajante, en el que se sumerge todo el cuerpo, se realiza durante no más de un minuto y con temperaturas inferiores a los 20° C.